Masaje profundo
para la liberación
de tejidos blandos

Masaje profundo para la liberación de tejidos blandos

Guía ilustrada

Jane Johnson, MCSP, MSc

Directora de la London Massage Company,
Londres, Reino Unido

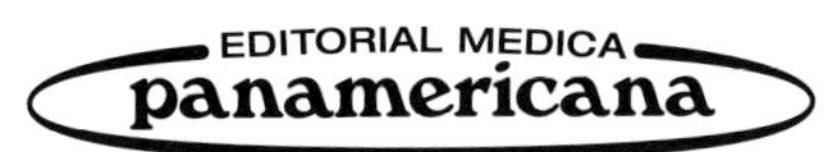

EDITORIAL MEDICA
panamericana

BUENOS AIRES - BOGOTÁ - CARACAS - MADRID - MÉXICO - PORTO ALEGRE
e-mail: info@medicapanamericana.com
www.medicapanamericana.com

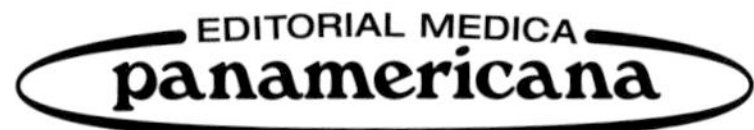

Visite nuestra página web:
http://www.medicapanamericana.com

ARGENTINA
Marcelo T. de Alvear 2145 (C1122AAG) Buenos Aires, Argentina
Tel.: (54-11) 4821-5520 / 2066 / Fax (54-11) 4821-1214
e-mail: info@medicapanamericana.com

COLOMBIA
Carrera 7a A Nº 69-19 - Bogotá D.C., Colombia
Tel.: (57-1) 345-4508 / 314-5014 / Fax: (57-1) 314-5015 / 345-0019
e-mail: infomp@medicapanamericana.com.co

ESPAÑA
Alberto Alcocer 24, 6ª (28036) - Madrid, España
Tel.: (34) 91-1317800 / Fax: (34) 91-1317805 / (34) 91-4570919
e-mail: info@medicapanamericana.es

MÉXICO
Hegel Nº 141, 2° piso
Colonia Chapultepec Morales
Delegación Miguel Hidalgo - C.P. 11570 -México D.F.
Tel.: (52-55) 5250-0664 / 5262-9470 / Fax: (52-55) 2624-2827
e-mail: infomp@medicapanamericana.com.mx

VENEZUELA
Edificio Polar, Torre Oeste, Piso 6, Of. 6 C
Plaza Venezuela, Urbanización Los Caobos,
Parroquia El Recreo, Municipio Libertador, Caracas
Depto. Capital, Venezuela
Tel.: (58-212) 793-2857/6906/5985/1666 Fax: (58-212) 793-5885
e-mail: info@medicapanamericana.com.ve

ISBN: 978-84-9835-312-9

IMPRESO EN ESPAÑA

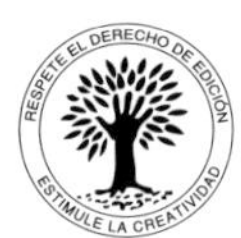

Depósito legal: M-52159-2010
Impreso en España, enero de 2011

*Para mi hijo, Jake Johnson, cuya curiosidad me recuerda
constantemente la necesidad de hacer preguntas
y de valorar la experimentación.*

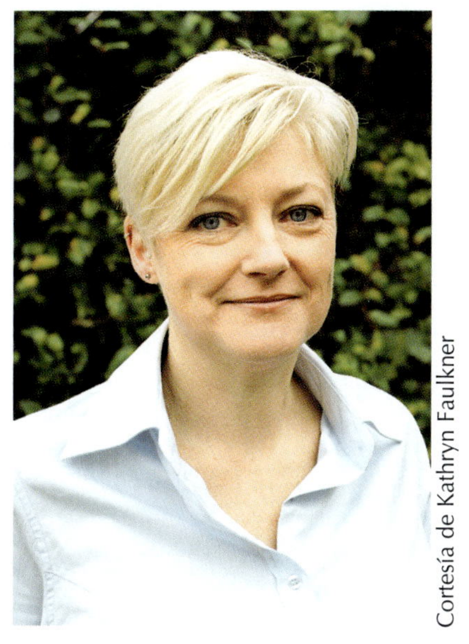

Jane Johnson, MSc, es la directora de la London Massage Company en Londres, Reino Unido. Como fisioterapeuta y masoterapeuta en deportes diplomada, ha estado utilizando y enseñando la técnica de liberación de tejidos blandos (LTB) durante muchos años y posee un profundo conocimiento de anatomía, que utiliza para explicar la LTB en términos sencillos. Ha trabajado con numerosos grupos de pacientes, que incluyen atletas, personas que realizan ejercicios en forma recreativa, oficinistas y personas mayores; esta experiencia le ha permitido adaptar la LTB a los diferentes tipos de pacientes y proporcionar las claves para los lectores.

Johnson ha enseñado técnicas avanzadas de masaje durante muchos años y ha trabajado como entrenadora de gimnasia, masoterapeuta y fisioterapeuta. Frecuentemente presenta la LTB en conferencias y exhibiciones para terapeutas.

Johnson es miembro titular de la Sociedad de Fisioterapeutas Diplomados (Chartered Society of Physiotherapists) y esta registrada en el Consejo de Profesionales de la Salud (Health Professions Council). Es consultora y examinadora en masajes deportivos de la Asociación de Fisioterapeutas Naturales y Físicos (Association of Physical and Natural Therapists) y es miembro del Instituto de Ciencias Anatómicas (Institute of Anatomical Sciences). En su tiempo libre le gusta escribir artículos y notas para los terapeutas, llevar a su perro a dar largos paseos y visitar museos y exhibiciones que se relacionen con las ciencias humanas.

Este libro es para todos los terapeutas que desean ser más hábiles en el manejo de los tejidos blandos. Ha sido diseñado de modo tal que pueda usarse como texto aislado, con fotografías que complementan las detalladas explicaciones, pero puede ser igualmente valioso cuando se lo usa como texto auxiliar para los que asisten a talleres de liberación de tejidos blandos o a cursos más prolongados en los que la liberación de tejidos blandos, también, constituye uno de los módulos. Muchos terapeutas ya entrenados en el uso de la LTB considerarán al libro una referencia valiosa. Como esta forma de estiramiento puede realizarse a través de la ropa, es probable que los profesores de gimnasia, los entrenadores, los terapeutas deportivos, los fisioterapeutas, los especialistas en quiropráctica y ciertos médicos, entre otros profesionales que trabajan con el cuerpo, también lo encuentren útil.

La parte I presenta los fundamentos de la liberación de tejidos blandos: cómo actúa la técnica, a quién puede beneficiar, algunas consideraciones sobre la seguridad y una breve descripción de los tres métodos de aplicación de la LTB. La parte II ofrece instrucciones para aplicar los tres métodos: el pasivo (capítulo 3), el activo-asistido (capítulo 4) y el activo (capítulo 5). Incluye un resumen de las instrucciones y una foto representativa de cada estiramiento. En la parte III se explica e ilustra cada estiramiento en forma detallada y los capítulos se organizan por región anatómica: el capítulo 6 incluye estiramientos para los músculos del tronco, el capítulo 7 para los de los miembros inferiores y el capítulo 8 para los de los miembros superiores. Por último, la parte IV contiene un capítulo exhaustivo sobre la consulta con el paciente y el diseño de programas individualizados de LTB.

Hay tres maneras de usar este libro. Primero, el lector puede concentrarse en aprender los tres diferentes tipos de LTB: pasiva, activa-asistida y activa, que se describen en los capítulos 3, 4 y 5, respectivamente. Segundo, puede practicar la aplicación de la LTB en cada región anatómica: trabajar con el capítulo 6 para el tronco, con el capítulo 7 para los miembros inferiores y con el capítulo 8 para los miembros superiores. Alternativamente, puede consultar el índice de fotos que está al final, donde encontrará una reseña de imágenes de la LTB agrupadas según la postura de la persona: acostada boca abajo, boca arriba, de costado y sentada.

Hay muchas formas diferentes de aplicar la LTB. Espero que el lector experimente con todas para identificar aquellas que le resulten mejores. La masoterapia es una profesión vibrante y dinámica que se enriquece con aportaciones y debate. Pido por favor al lector que no vacile en enviarme comentarios, preguntas y sugerencias.

Agradecimientos

Estoy en deuda con las numerosas personas que ayudaron a la realización de este libro. Gracias a John Dickinson, a cargo de seleccionar las publicaciones de Human Kinetics, por aceptar mi propuesta original y ayudarme a formular la estructura final del libro; a Christine Drews, que tuvo un papel decisivo en la conformación y finalización del texto; a Kate Maurer, por su control estricto tanto del texto como de las fotografías; y a Nancy Rasmus, responsable de un diseño gráfico maravillosamente claro.

También quisiera agradecer al fotógrafo, Neil Bernstein, y a Douglas Nelson, licenciado en masoterapia, que en equipo capturaron la esencia de las muy diversas formas de liberación de tejidos blandos. Esto no hubiera sido posible de no haber contado con los cuatro modelos en los que se demuestran las técnicas: Laura Czys, Gregg Henness, Melinda Lin-Roberts y Patrick Mustain.

Por último, quisiera agradecer a los muchos alumnos y asistentes a los talleres que he conocido y seguiré conociendo, y que a lo largo de los años han contribuido a informar mi práctica con su entusiasmo por las técnicas de tejidos blandos.

Índice

Primeros pasos con la liberación de tejidos blandos: antes de empezar

Esta primera parte del libro contiene todo lo necesario para ayudar al terapeuta a dar sus primeros pasos en la aplicación de esta gran técnica. En el capítulo 1, aprenderá qué tipo de personas pueden beneficiarse con la LTB y cómo actúa la técnica, y conocerá la clase de escenarios en los que puede practicarse, sus beneficios y el tipo de trastornos para los cuales es de utilidad. El capítulo 2 brinda información sobre el equipamiento adecuado, la importancia de la consulta con la persona que va a recibir el tratamiento, algunas simples cuestiones de seguridad y también una breve descripción de los tres métodos de aplicación de la LTB. Este capítulo además incluye algunas ideas para calcular la eficacia de la LTB así como las respuestas a las preguntas frecuentes y numerosos consejos prácticos, valiosos para consultar a medida que se avanza en la lectura. Al final de éste y cada capítulo subsiguiente, el lector encontrará algunas otras preguntas, que tal vez desee contestar para establecer su nivel de comprensión.

Introducción a la liberación de tejidos blandos

La liberación de tejidos blandos (LTB) es una avanzada técnica masoterapéutica de amplia aplicación para evaluar y estirar las tejidos blandos que comprenden las fibras musculares, sus tendones y las fascias profunda y superficial que envuelven y se invaginan en estos tejidos. El estiramiento a menudo se utiliza para aliviar el dolor originado en la tensión muscular y realinear el cuerpo para una función más óptima. Sin embargo, a diferencia del estiramiento generalizado, liberación de tejidos blandos se centra en áreas específicas de tensión dentro de un músculo. También es adecuado para los músculos difíciles de estirar en forma activa (p. ej., el grupo de los músculos peroneos) y para aislar un músculo dentro de un grupo que normalmente se estiraría en conjunto (p. ej., el m. vasto lateral del m. cuádriceps femoral). Ha demostrado ser de utilidad para el tratamiento de ciertas afecciones como la epicondilitis, la epitrocleítis y la fascitis plantar, tal vez porque en estos casos estimula la reparación tisular.

¿Quiénes deberían tratarse con LTB?

La liberación de tejidos blandos es beneficiosa para casi todas las personas. Es de especial utilidad para:

- Todo aquel que practique deportes o actividad física. La LTB es beneficiosa para los que participan en un programa regular de estiramiento. Es de utilidad antes de una práctica deportiva cuando el tiempo es limitado y el deportista quiere centrarse en áreas específicas de tensión; en estos casos, es probable que la LTB se aplique en forma liviana, rápida y enérgica. Entre prácticas es de utilidad como medio de evaluación, para identificar algún acortamiento en tejidos que puede limitar el rendimiento.

- Todo el que se esté recuperando de una lesión musculoesquelética. Como consecuencia de la inmovilización las tejidos blandos se acortan, se atrofian y se debilitan. Si se la emplea correctamente, la LTB puede ayudar a elongar los tejidos tensos y aumentar su flexibilidad. De este modo ayuda a recuperar la amplitud de movimiento articular. Se reconoce que la liberación activa favorece la orientación de las fibras de colágeno durante la cicatrización.

- Todo el que adopte una postura estática durante períodos prolongados. Los empleados administrativos y los conductores, que permanecen sentados durante largos períodos, a menudo sufren dolor en el cuello y en los hombros debido a un incremento de la tensión muscular. La LTB puede emplearse para aliviar el dolor cervical que se asocia con las posturas estáticas.

- Todo el que quiera tratarse por una epicondilitis, una epitrocleítis o una fascitis plantar. También se usa para complementar el tratamiento del dolor tibial y de la tensión de los músculos isquiocrurales. La aplicación de la LTB en los músculos pectorales sirve para corregir posturas cifóticas.

- Todo el que requiera tratamiento por presentar un aumento de la tensión muscular o tejido cicatrizal antiguo. Estas áreas son palpables y la LTB brinda al masoterapeuta otro recurso para ayudar a estirar y realinear áreas de tejidos blandos descritas comúnmente como congestionadas.

- Todo el que requiera tratamiento de puntos gatillo (fibras musculares localizadas que supuestamente se encuentran en un estado patológico de contracción y son dolorosas al tacto).

¿Cómo actúa?

Veamos las fotos que aparecen a continuación. Representan lo que pasa cuando en un músculo se aplica un estiramiento general. El terapeuta sostiene dos bandas elásticas atadas entre sí: una roja y otra negra. La banda elástica roja es extremadamente extensible; la negra es dura y menos extensible. La banda elástica roja representa tejido muscular normal y sano. La negra representa un área de tejido muscular acortado. Entre las dos representan un músculo entero. Veamos lo que pasa en la figura 1.1 cuando el terapeuta mueve la mano derecha. ¿Qué parte del músculo se estira: la parte flexible (roja) o la parte dura (negra)? Está claro que la banda flexible es la que más se estira.

Ahora veamos la figura 1.2. ¿Qué pasa cuando el terapeuta mueve la mano izquierda? ¿Qué parte del músculo se estira más: la parte flexible (roja) o la parte dura (negra)? Nuevamente, la banda flexible es la que más se estira.

Y por último, veamos lo que pasa cuando el terapeuta separa ambas manos de modo que queden equidistantes (figura 1.3).

En estas figuras podemos apreciar que la que más se estira es la parte flexible del músculo (la banda roja de la ilustración), independientemente de cuál sea el extremo del músculo que se movilice. Para centrarse en la parte menos flexible del músculo –el área de tensión palpable– es necesario localizar el estiramiento. Esto es exactamente lo que hace la LTB.

Para localizar el estiramiento, es necesario "fijar" parte del músculo contra las estructuras subyacentes para crear un falso punto de inserción. La fijación evita que algunas partes del músculo se muevan, y se obtiene cuando el terapeuta usa la parte superior de su propio cuerpo o algún instrumento masoterapéutico. Cuando un músculo se estira, sus puntos de inserción se separan entre sí, es decir, el área de tejido que se encuentra entre ellos se estira. Al crear falsos puntos de inserción se logra un estiramiento más intenso en algunas partes del músculo.

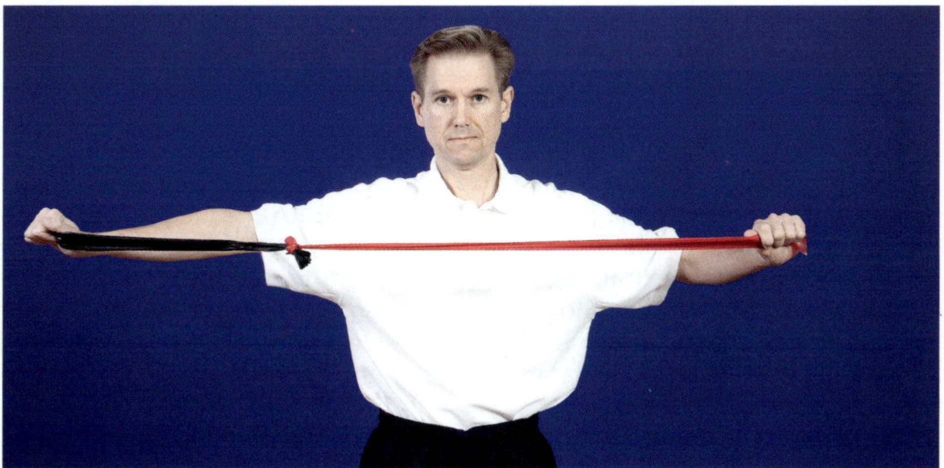

Figura 1.1 Observe cuál de las bandas se estira.

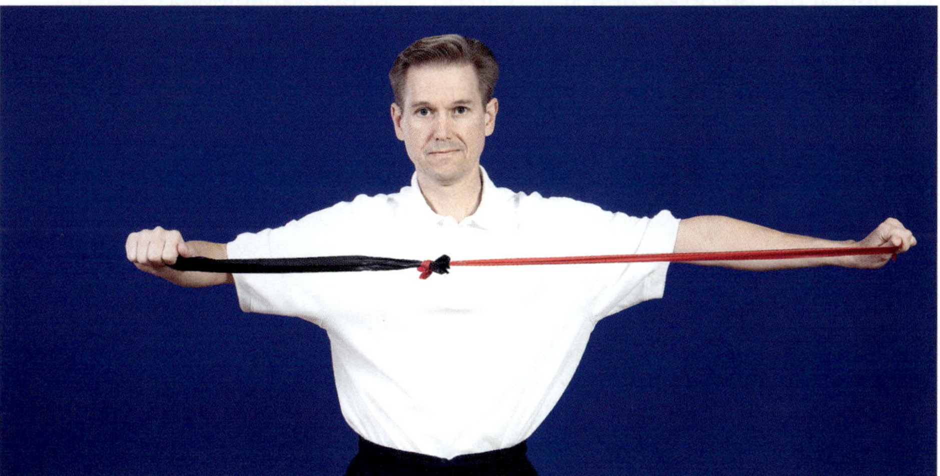

Figura 1.2 ¿Qué banda se estira ahora?

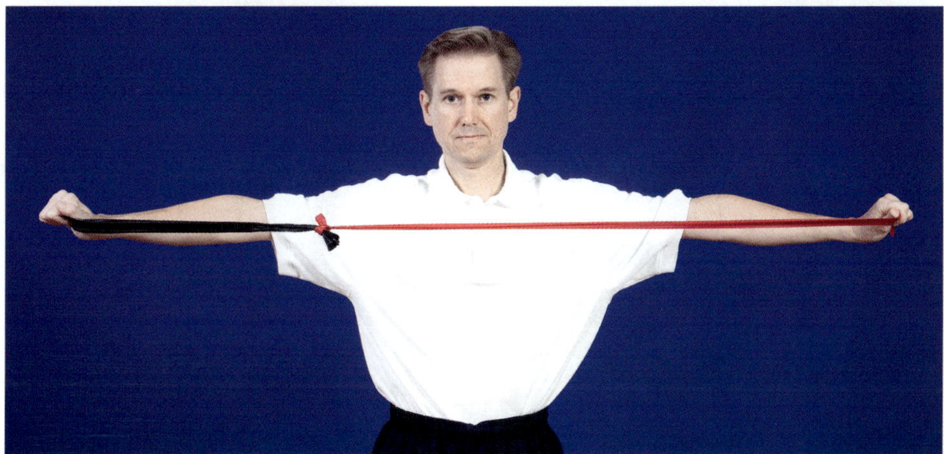

Figura 1.3 Incluso con un estiramiento equidistante, la banda más flexible se estira más.

Veamos la figura 1.4, una ilustración del m. sóleo. Como el lector posiblemente sepa, éste se origina en la cara posterior de la diáfisis tibial y se inserta distalmente en el calcáneo. Si levantamos los dedos del pie separándolos del piso (dorsiflexión del pie y del tobillo), se estiran los músculos de la pantorrilla (que son los flexores plantares). Por lo tanto, la dorsiflexión es una forma de aplicar un estiramiento general al sóleo.

Ahora veamos la figura 1.5. Imaginemos que fijamos el músculo a la tibia en un punto un poco distal al de su origen verdadero (Fijación A). ¿Queda claro que si fuéramos a estirar el músculo ahora, sólo las fibras que van desde el nuevo origen (A) hasta el calcáneo podrían estirarse? ¿Convenimos en que, siempre que podamos dorsiflexionar la *misma* amplitud de movimiento que en el primer estiramiento, habremos aplicado una fuerza mayor a las fibras que se están estirando? Esto es así porque la pequeña cantidad de tejido muscular que está por encima de la fijación A ya no se está estirando.

Ahora observemos la figura 1.6. Aparece un segundo origen tibial imaginario (Fijación B) del sóleo que es todavía más distal y que lo fija ampliamente a las estructuras subyacentes. Ahora el estiramiento generará todavía más tensión sobre las fibras que se están estirando que la que se observaría si la fijación se hubiera mantenido en (A).

Por último, podría crearse un tercer falso origen (Fijación C) todavía más distal que el origen verdadero (véase figura 1.7). En este ejemplo sólo la porción más distal del sóleo se estira cuando se dorsiflexionan el pie y el tobillo.

En realidad no es posible –ni aconsejable– fijar el músculo en todo su ancho, pero éste es el principio que actúa tras la LTB.

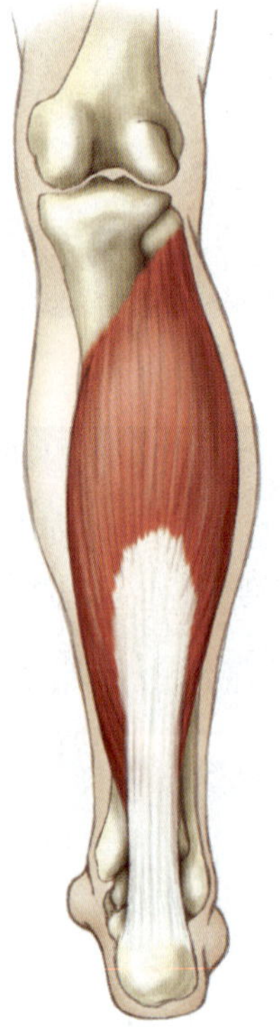

Figura 1.4 M. sóleo.

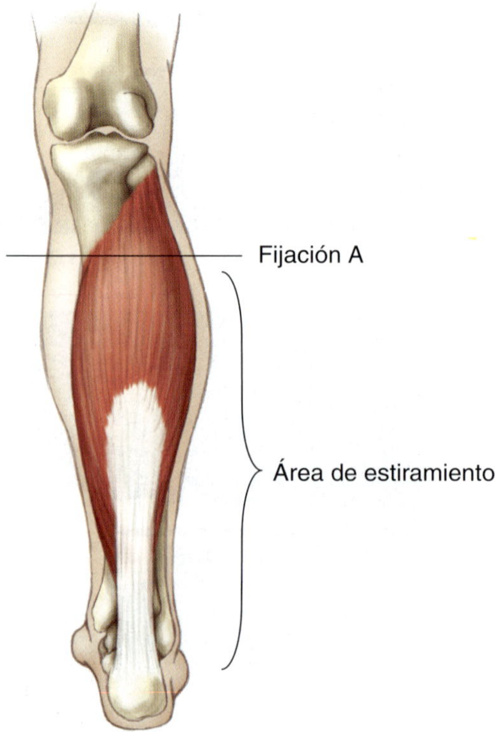

Figura 1.5 Fijación del músculo sóleo en un punto un poco distal al de su origen verdadero (Fijación A).

Una alternativa es aplicar una fijación específica más que una fijación amplia, por ejemplo sobre el bíceps braquial, como muestra la figura 1.8. Las áreas de fibra muscular distales a cada una de las fijaciones son sometidas a un mayor estiramiento cada vez que se extiende el codo. Para comprender este concepto del estiramiento específico, imaginemos que las fibras musculares son las cuerdas de una guitarra: Colocar el dedo a

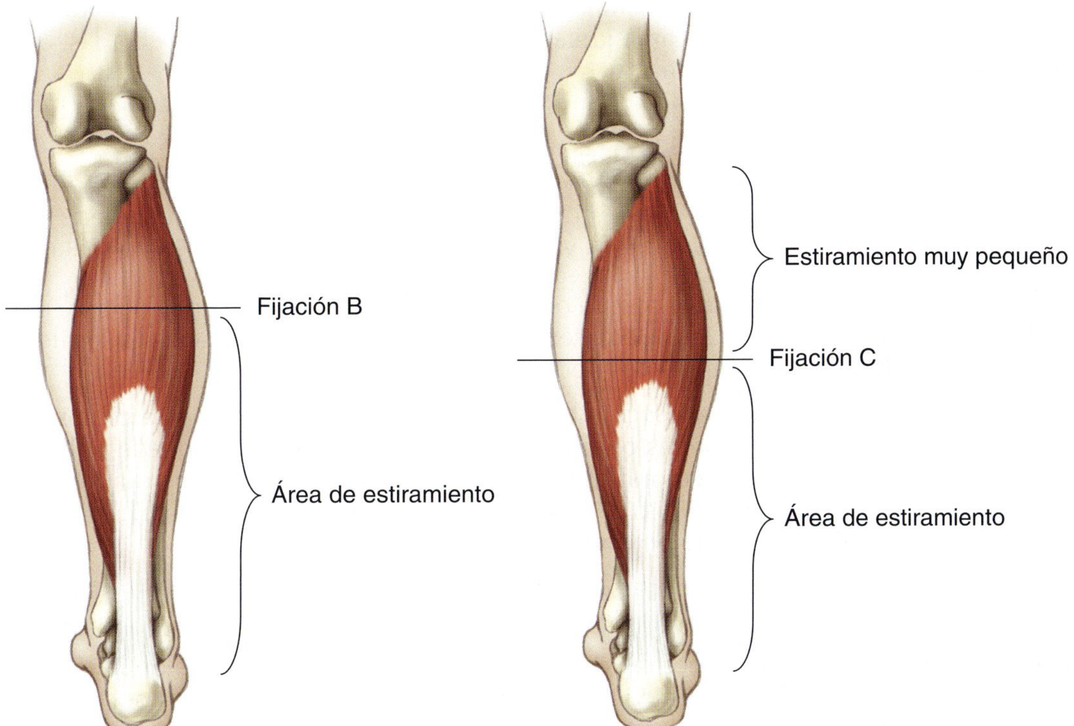

Figura 1.6 Fijación más distal del sóleo sobre la tibia (Fijación B).

Figura 1.7 Fijación aún más distal del sóleo sobre la tibia (Fijación C).

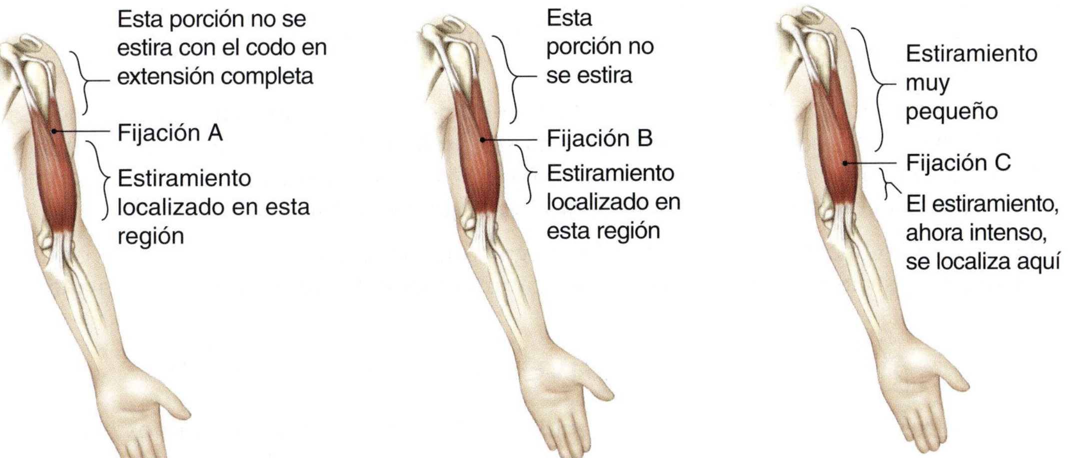

Figura 1.8 Al aplicar fijaciones específicas, las áreas de fibra muscular distales a cada una de ellas son sometidas a un mayor estiramiento cada vez que se extiende el codo.

través de todas las cuerdas, como en el ejemplo previo del sóleo, es totalmente diferente a colocar el dedo sobre una sola cuerda, como en el caso en que se utiliza el codo del terapeuta para aplicar una fijación sobre el bíceps. Para empezar, es muy difícil ejercer tanta presión sobre todas las cuerdas que la que se ejercería al fijar sólo una. Al tocar la guitarra, si se usa la punta y el pulpejo del dedo para fijar sólo una cuerda, con una fijación específica, sólo se afecta esa cuerda, pero con gran intensidad. Sin embargo, si se hace el intento de aplicar una fijación a través de todas las cuerdas empleando una mayor superficie del dedo, al tocar la guitarra se ejerce efecto en todas las cuerdas, aunque tal vez no tan intensamente.

¿Dónde puede practicarse?

La liberación de tejidos blandos puede practicarse en cualquier lugar ya que puede aplicarse a través de la ropa o de una toalla y acostado boca abajo, boca arriba o sentado.

- *En la oficina.* Mientras trabajan con un ordenador o con otro equipo en la oficina, para los empleados administrativos puede ser provechoso aplicar la LTB activa a los flexores y extensores de la muñeca y los dedos.

- *Mientras se está sentado.* La LTB puede aplicarse activamente a la planta de los pies mediante una pelota con puntas o un rodillo para los pies. También puede utilizarse activamente al cuádriceps femoral al estar sentado. Para los terapeutas que realizan masajes en posición sentada *in situ,* puede ser provechoso incorporar la LTB al elevador de la escápula y a la porción descendente del trapecio.

- *En el parque.* La LTB puede aplicarse a los músculos isquiocrurales y tibial anterior en el parque o al borde de una pista de atletismo.

- *En la cancha de tenis.* Después de un partido, la LTB de los extensores de la muñeca y los dedos puede brindar un alivio temporario a las molestias causadas por una epicondilitis (codo de tenista).

- *En el campo de golf.* La LTB puede brindar alivio temporario para una epitrocleítis (codo de golfista).

- *Junto a la piscina.* Trabajando a través de una toalla y con cuidado de que la persona que recibe el tratamiento no se enfríe, el terapeuta puede aplicar la LTB a todos los grupos musculares mayores.

- *En el consultorio.* La LTB puede practicarse como parte de un plan masoterapéutico holístico o sólo podría constituir toda una sesión terapéutica. Las sesiones en el consultorio son convenientes cuando se trabaja en zonas sensibles como la del ilíaco porque la persona que recibe el tratamiento tiene que estar cómoda y relajada.

- *En casa.* Prácticamente todos pueden seguir un programa de estiramiento en casa mediante instrumentos simples para aplicar una fijación suave a los tejidos blandos.

¿Cuándo es conveniente realizarlo?

Cuando se realiza lentamente y a conciencia, la liberación de tejidos blandos puede implementarse antes, durante o después de una sesión masoterapéutica o como tratamiento en sí mismo. Los tejidos blandos son más flexibles cuando se calientan, por lo tanto, es probable que la mayoría de las formas de estiramiento sean más eficaces cuando se aplican en esas condiciones. Sin embargo, también se consigue un incremento de la amplitud del movimiento cuando la LTB se aplica en frío. Es una forma de estiramiento totalmente segura, siempre que los movimientos sean lentos y controlados.

El estiramiento disminuye la fuerza muscular, por lo tanto, conviene usarlo con cautela antes de una práctica deportiva. En estas ocasiones, podría ayudar a incrementar la amplitud de movimiento articular siempre que se tenga cuidado de no estirar en exceso los músculos asociados. Puede ser valioso para ayudar a reducir tensiones excesivas o espasmos en áreas localizadas de tejido que requieren atención inmediata antes de una práctica deportiva.

Cuando se aplica la LTB después de una práctica deportiva, se debe cuidar de no trabajar con demasiada intensidad. Pueden producirse microtraumas en los tejidos, de modo que es mejor usar la LTB en forma conservadora como recurso de evaluación y dejar el trabajo más intenso como parte de un plan masoterapéutico de mantenimiento. Además, después de un ejercicio o entrenamiento excesivo los niveles aumentados de hormonas analgésicas pueden disminuir la percepción del dolor y, en consecuencia, a la persona que recibe el tratamiento le puede costar decir en forma precisa qué grado de presión está sintiendo. Tanto antes como después de una práctica deportiva, la LTB en general se usa como complemento de otras formas de tratamiento para reducir los calambres y para mantener la longitud muscular. Entre sesiones de entrenamiento y como parte de algunas formas de rehabilitación, puede usarse como una forma de estiramiento profundo e intenso.

En términos generales, ¡la LTB debe usarse cuando exista una razón para ello! Esta razón podría ser simplemente que a la persona que lo recibe le gusta la sensación que causa o que el terapeuta ha identificado áreas de tensión de las que es necesario ocuparse. Es improbable que el profesional trabaje con la misma persona todos los días, a menos que ésta se esté preparando para un evento deportivo o esté participando en uno. Sin duda, la LTB puede usarse en el mismo músculo una vez por semana y, tal vez, dos o tres veces por semana. El profesional debe emplear su propio criterio para asegurarse de no trabajar en exceso sobre un área. Una vez que la LTB se ha aplicado a un músculo dos o tres veces dentro de una sesión terapéutica, éste estará notablemente más flexible.

Beneficios de la liberación de tejidos blandos

La liberación de tejidos blandos se emplea por diversos motivos, entre los cuales tal vez el más común sea que estira los tejidos blandos. Por lo tanto, es beneficiosa porque aumenta la flexibilidad y mejora la postura, alivia el dolor originado por tensión muscular y reduce la presión sobre las articulaciones adyacentes. Ayuda a mantener o a incrementar la amplitud de movimiento articular y, asociado con una excelente destreza para realizar la palpación, ayuda al terapeuta a evaluar el grado de tensión dentro de los tejidos blandos y entre ellas. Además muchas personas disfrutan la sensación provocada por la LTB y están contentos de que se lo agregue a su rutina de masajes. Brinda a los terapeutas otro recurso que pueden emplear y así ayudar a mantener la variedad en la rutina de masajes. La LTB es de especial utilidad en aquellos casos en el que es necesario que el paciente estire los músculos pero no le resulta posible realizar una amplitud de movimiento articular completa. Por ejemplo, después de muchos tipos de cirugía de la rodilla se alienta a los pacientes para que flexionen y extiendan la rodilla y así mantengan la integridad articular y la flexibilidad de los tejidos circundantes. Se cree que el movimiento facilita el proceso de cicatrización, pero con frecuencia está limitado debido al dolor y al edema. Si se la emplea en el momento justo del tratamiento, la LTB puede ayudar a estirar los tejidos sin hacer que la articulación excursione en toda su amplitud, por ejemplo, puede aplicarse al cuádriceps femoral con la rodilla en flexión de sólo 90º. La LTB es especialmente valiosa como parte del proceso de rehabilitación cuando se la emplea para lograr pequeños incrementos en la amplitud de movimiento articular que de otro modo no serían posibles.

EN LA PRÁCTICA

He utilizado la LTB en una persona cuyo cuádriceps femoral había sido tratado con una bota larga de yeso y, debido al acortamiento de la cápsula articular, al principio no podía lograr la flexión completa de la rodilla. Empezamos con cautela; al principio logramos incrementos muy pequeños de amplitud de movimiento articular, mientras combinábamos la LTB con masajes para tratar de estimular el cuádriceps femoral. Yo tenía que mantenerle la pierna en extensión y bajarla en forma pasiva porque el paciente no tenía fuerza suficiente en el cuádriceps femoral para hacerlo. Aprendí que, en realidad, la LTB pasiva del cuádriceps femoral es totalmente agotadora para el terapeuta, y tuve que cuidarme mucho de no lesionarme la espalda mientras la practicaba.

Conclusiones

Hemos aprendido que la liberación de tejidos blandos se centra en áreas específicas de tensión dentro de un músculo. Estira especialmente los tejidos blandos: las fibras musculares, sus tendones y las fascias. Es segura y eficaz para la mayoría de las personas.

Ahora que tenemos una idea sobre qué es la LTB, cómo actúa, quién puede recibirla y cuándo y dónde puede usársela, estamos listos para descubrir más sobre las diversas formas de fijar los músculos y usar instrumentos masoterapéuticos. Además, estamos listos para recibir muchísimos consejos prácticos y aprender numerosos trucos para tomar el camino correcto de esta técnica, y para recibir muchas ideas con las que medir nuestra efectividad.

Preguntas

1. ¿En qué se diferencia la LTB del estiramiento generalizado?

2. Dar tres ejemplos de cómo se podría fijar un músculo.

3. Aplicar una fijación, ¿se comienza por el extremo proximal o por el extremo distal del músculo?

4. ¿Por qué es conveniente emplear la LTB con cautela antes de una práctica deportiva?

5. ¿Por qué debería evitarse una LTB intensa después de una práctica deportiva?

Preparación para la liberación de tejidos blandos

Este capítulo es para conocer lo esencial de la LTB: diversos métodos para fijar los tejidos, con sus ventajas y desventajas; algunos tipos de instrumentos masoterapéuticos y posibles temas referidos a la seguridad, y para tener un panorama general sobre los tres tipos de LTB: pasiva, activa asistida y activa. Al final del capítulo aparecen preguntas frecuentes y consejos prácticos, así como una sección con algunas pautas para calcular la eficacia de los tratamientos. Aquí está todo lo necesario para comenzar con esta versátil técnica de estiramiento.

Equipamiento necesario

La liberación de tejidos blandos puede aplicarse sin contar con ningún tipo de equipamiento. El terapeuta fija los músculos de la persona que recibe el tratamiento con sus propios miembros superiores. Sin embargo, en algunos casos, puede ser conveniente usar instrumentos que ayuden a fijar y estirar los músculos.

Aplicación de la LTB con ayuda del cuerpo

La parte superior del cuerpo le brinda al terapeuta una sorprendente variedad de opciones para aplicar la LTB. Los antebrazos permiten fijaciones amplias, y los codos fijaciones localizadas; por otra parte, cada parte del miembro superior puede utilizarse con propósitos específicos. Los masoterapeutas son famosos por padecer lesiones en los miembros superiores causadas por su uso excesivo, lo cual puede evitarse fácilmente usando los antebrazos, los puños y los codos según las sugerencias que aparecen aquí.

ANTEBRAZO Los antebrazos se usan para los músculos voluminosos como, por ejemplo, el cuádriceps femoral, los músculos de la pantorrilla y los glúteos. El antebrazo permite una fijación fuerte y amplia, adecuada para lograr un estiramiento general y para las personas que no toleran una fijación más específica. Estas fijaciones son fáciles de aplicar, y el grado de contacto con los músculos de la persona que recibe el tratamiento puede variar: la fijación del cuádriceps femoral con el antebrazo es amplia, mientras que la de la pantorrilla es un poco más específica.

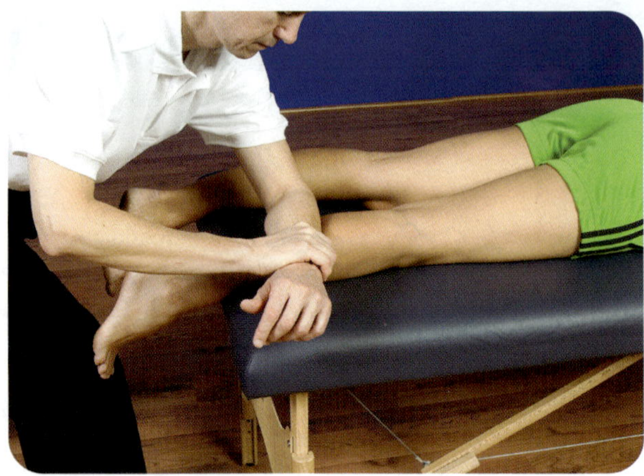

Antebrazo sobre la pantorrilla

Aunque la fijación con el antebrazo crea un mejor efecto palanca y es más segura para las articulaciones propias del terapeuta, algunos la evitan porque, según dicen, les resulta difícil evaluar los tejidos sin usar las manos. Vale la pena practicar la LTB con los antebrazos para evitar posibles lesiones causadas por el uso excesivo. La desventaja de usar los antebrazos es que no permiten un estiramiento tan específico como los codos; además, son difíciles de usar sobre grupos musculares pequeños.

CODO Los codos se usan para aplicar una presión firme y profunda, la cual fija los tejidos de un modo tal que se dirige el estiramiento a las partes tensas del músculo. Los codos son buenos para trabajar con músculos voluminosos, especialmente cuando una persona quiere estirar un músculo activamente o cuando existe acortamiento palpable, tal vez originada en tejido cicatrizal. Los codos también son convenientes para trabajar con músculos acintados, como el elevador de la escápula, o con músculos que no se fijarían apropiadamente con los antebrazos debido a su localización, como el tibial anterior y los músculos peroneos. Al fijar los tejidos con el codo no es necesario aplicar fuerza. Con práctica, el terapeuta puede usar los codos sobre el elevador de la escápula y alrededor de las fibras descendentes del trapecio para lograr una fijación localizada sin perder la sensibilidad.

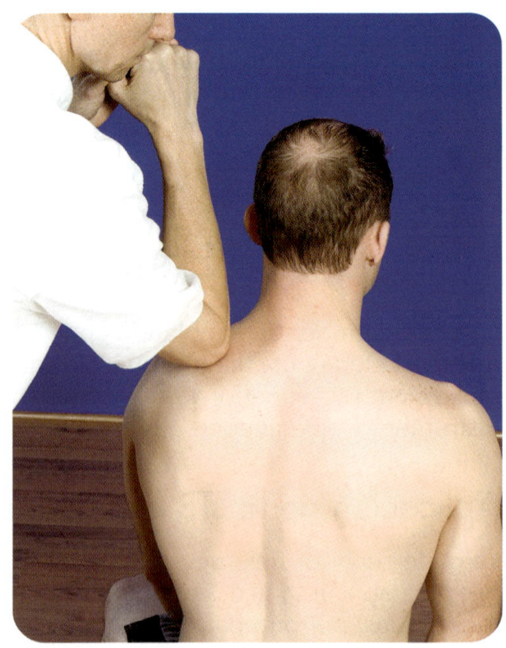

Codo sobre el elevador de la escápula

PUÑOS BLANDOS Algunas veces es necesario brindar una fijación amplia pero no hay suficiente espacio para el antebrazo o las manos. El puño cerrado aplicado suavemente actúa bien sobre los pectorales. Se puede usar el pulpejo de los dedos, pero éstos podrían presionar las costillas, lo cual sería incómodo para la persona que recibe el tratamiento porque los pectorales son fuertes y requieren una fijación bastante firme.

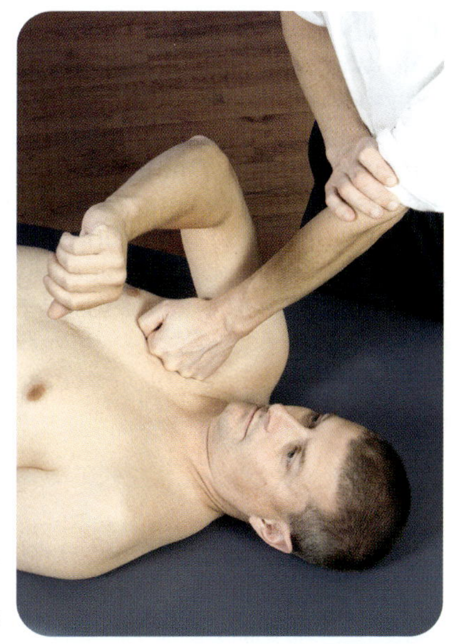

Puño blando sobre los pectorales

PUÑO Para trabajar en un área de manera más específica que con el antebrazo, pero menos específica que con el codo, se puede usar el puño. Esta técnica actúa bien en la pequeña área de los romboides y al trabajar con los músculos isquiocrurales por primera vez para evaluar la resistencia de los tejidos.

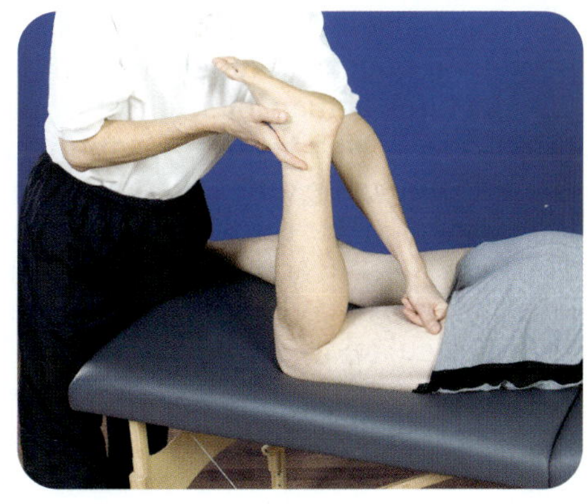

Puño sobre los músculos isquiocrurales

PALMA DE LA MANO Las palmas de las manos brindan una superficie plana para la fijación pero sobrecargan un poco las articulaciones de la muñeca del terapeuta, por lo tanto hay que usarlas con cuidado. Dado que no ejercen presión profunda, es bueno usarlas para realizar una fijación leve, adecuada para aplicar la LTB suave antes o después de una práctica deportiva.

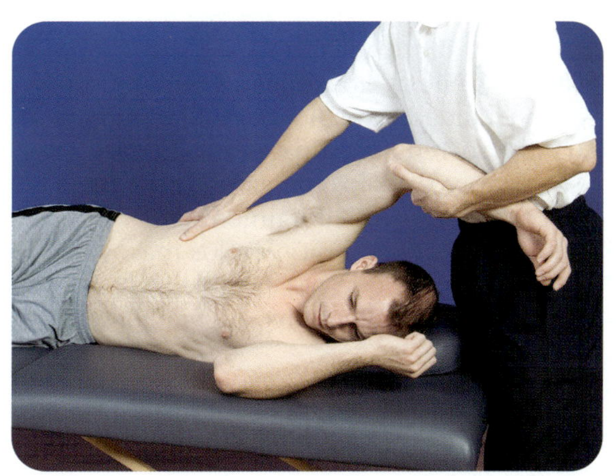

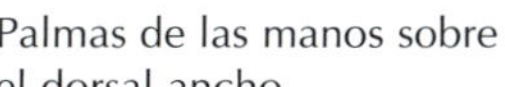

Palmas de las manos sobre
el dorsal ancho

EMPUÑADURA Algunas veces, tan sólo empuñar el músculo puede ser una forma de hacer una fijación. Este método actúa mejor en los bíceps y tríceps pequeños que no requieren un gran grado de estiramiento. Para evitar pellizcar el músculo, sólo hay que aplicar un poco de aceite y trabajar con una toallita de rostro o una toalla pequeña.

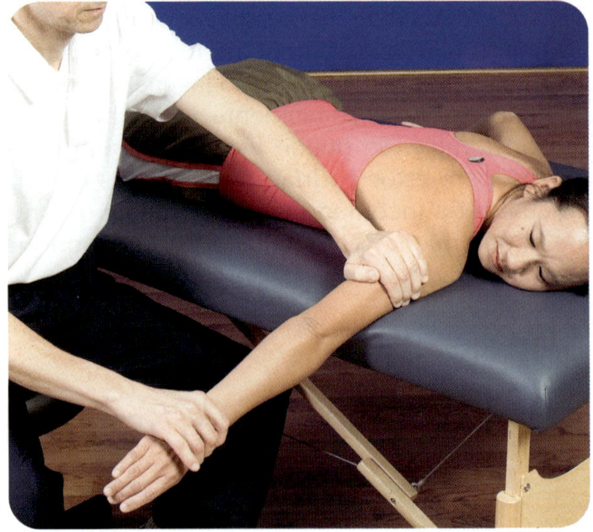

Empuñadura del tríceps

PULGARES REFORZADOS Se usan para fijar áreas musculares específicas, generalmente los músculos más pequeños que no requieren mucha fuerza para fijarse. Los pulgares actúan bien en el origen de los flexores y extensores comunes de la muñeca. Si el terapeuta advierte que tiene que aplicar mucha presión a través de los pulgares debe cambiar el tipo de fijación. Tiene que practicar la aplicación de presión leve a través de los antebrazos o el codo antes que correr el riesgo de dañarse las articulaciones de los pulgares. Esto puede requerir que la persona que recibe la LTB esté sentada.

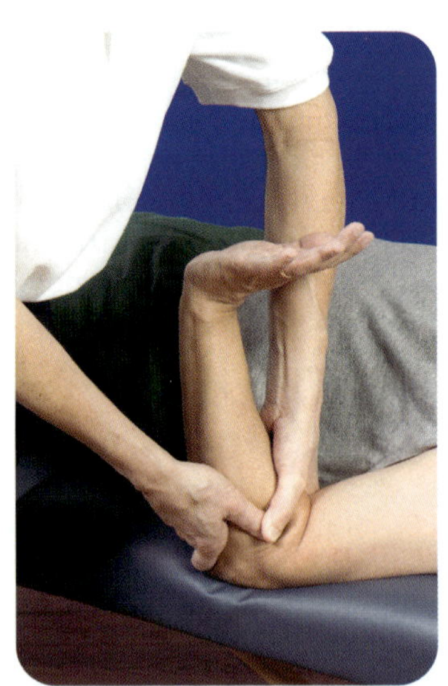

Pulgares reforzados sobre los extensores de la muñeca

PULGAR ÚNICO Los pulgares deben usarse con cuidado y sólo para fijar tejidos cuando se requiere una presión leve. El uso excesivo de los pulgares durante la aplicación de los tratamientos es una causa frecuente de lesión en los masoterapeutas. Siempre que sea posible, hay que usar un método alternativo de fijación.

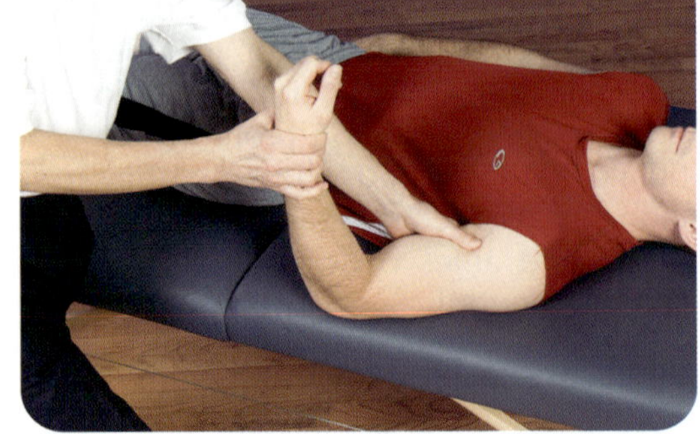

Un solo pulgar sobre el bíceps

DEDOS Es bueno usar los dedos para fijar tejidos sensibles, como los músculos escalenos,
que requieren muy poca presión. También
pueden ser adecuados para aplicar la LTB en
el ilíaco, aunque tal vez haya que ahuecar la
mano para comprimir.

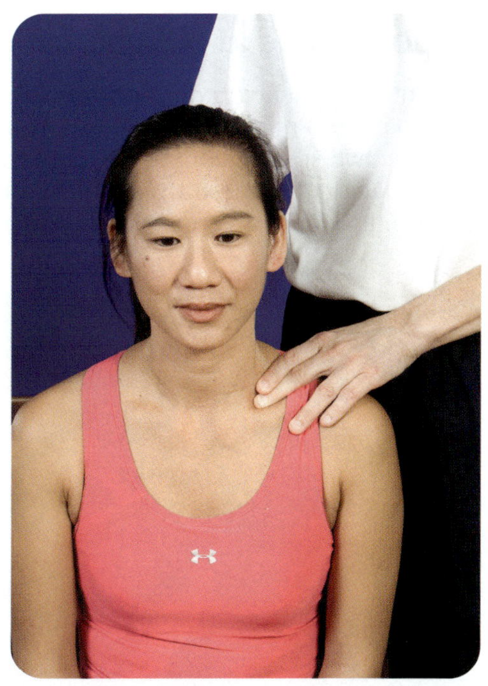

Uso de los dedos sobre los escalenos

NUDILLOS Los nudillos son adecuados para fijar los músculos erectores
de la columna y son una buena alternativa a los pulgares. Como en la
aplicación de todas las formas de
LTB, es importante mantener estática
la fijación con los nudillos. Hay que
evitar *mortificar* los tejidos, o frotar-
los con maniobras similares a las de
fricción, porque esto afecta las articulaciones de los nudillos.

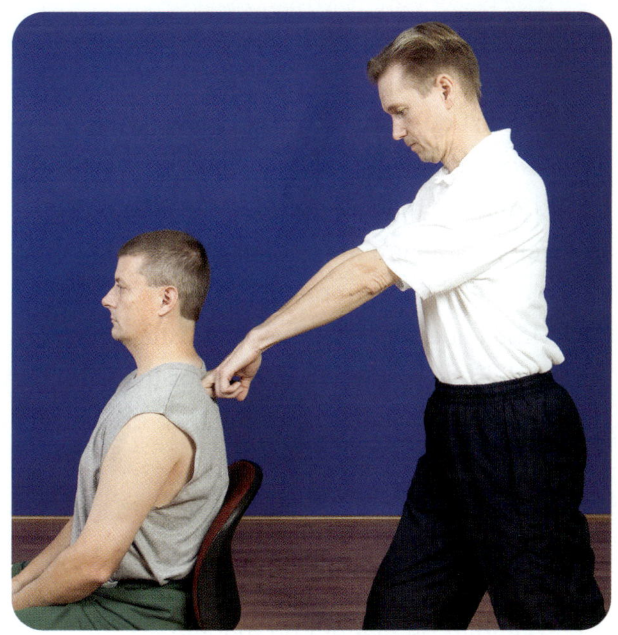

Uso de nudillos sobre el
erector de la columna

Aplicación de la LTB con ayuda de algunos instrumentos

Durante la aplicación de todas las formas de tratamiento, el terapeuta debe proteger su propio cuerpo mientras trabaja. Afortunadamente, la LTB puede aplicarse en forma segura y efectiva si se siguen ciertas pautas, y existen diversos instrumentos para ayudarse. A continuación se muestra una selección de instrumentos diseñados para trabajar con el cuerpo, así como algunos objetos de uso general.

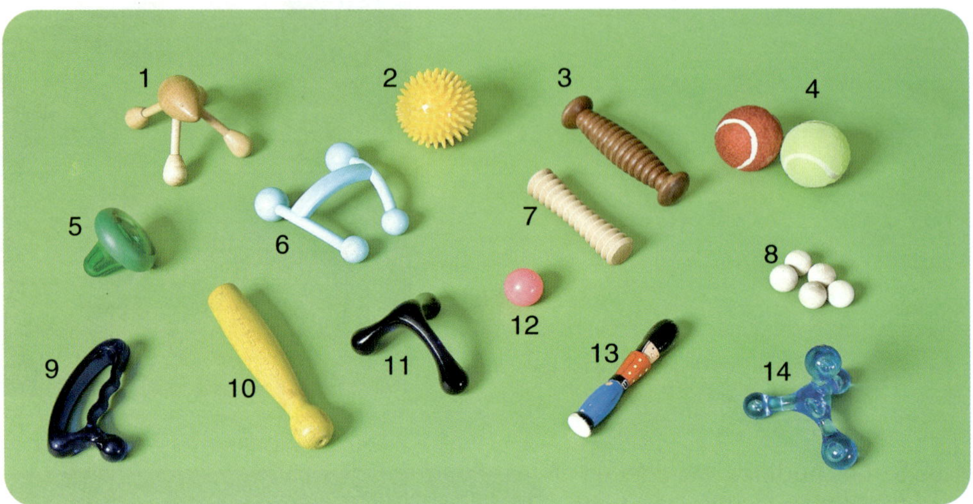

1. "Ratón" de madera
2. Pelota terapéutica de plástico con puntas
3. Rodillo de madera para los pies (convexo)
4. Pelota similar a las de tenis, adquirida en un negocio para mascotas
5. Masajeador de un punto
6. Masajeador de 4 puntos de plástico duro
7. Rodillo de madera para los pies (cóncavo), también para usar en los antebrazos
8. Esferas de madera, adquiridas en una ferretería
9. Masajeador de un punto
10. Clava de madera de juguete
11. Masajeador de plástico duro
12. Pelota de plástico blando, adquirida en una juguetería
13. Soldadito de madera de juguete
14. Masajeador plástico

Aquí se muestra el uso de un masajeador de un punto para tratar la planta del pie. Podría actuar igualmente bien sobre cualquier zona que requiriera presión profunda y localizada; es una buena alternativa al pulgar del terapeuta.

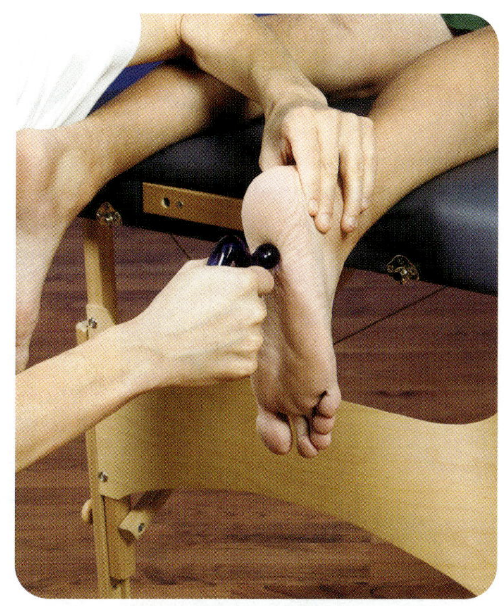

Aplicación del masajeador de un punto a la planta del pie

Las pelotas terapéuticas con puntas sirven para aplicar la LTB activa a la planta del pie en posición sentada. Los masajeadores de 4 puntos pueden usarse sobre el cuádriceps femoral y también actúan bien sobre el erector de la columna como alternativa a los nudillos.

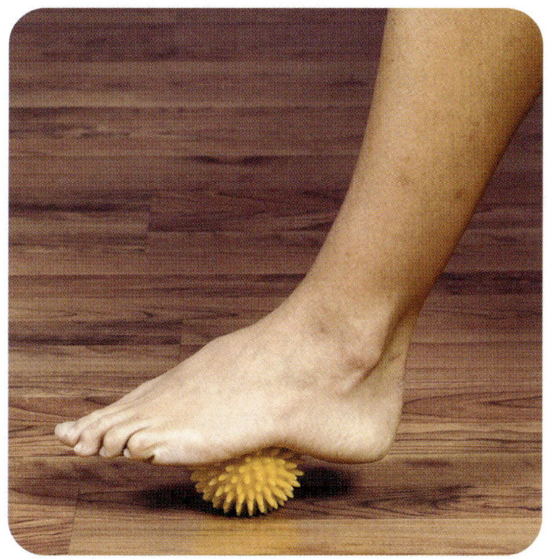

Aplicación de la pelota con puntas al pie

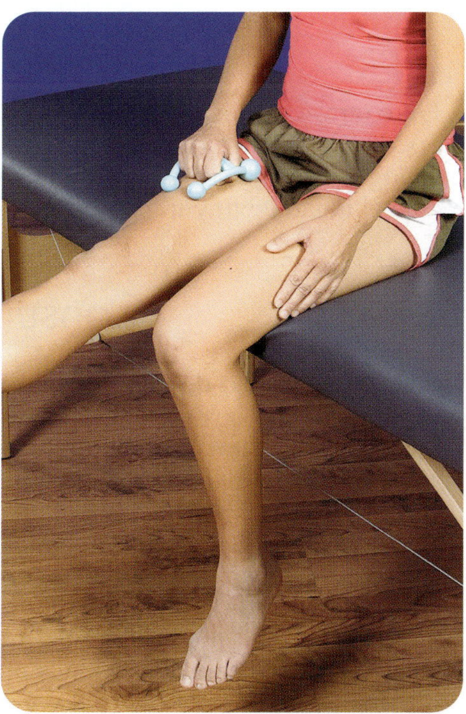

Aplicación del masajeador de 4 puntos al cuádriceps femoral

Las pelotas similares a las de tenis en realidad son para perros y no se deforman tan rápido como las pelotas de tenis comunes. Son adecuadas para aplicar la LTB a los músculos isquiocrurales o al cuádriceps femoral, como muestran las figuras.

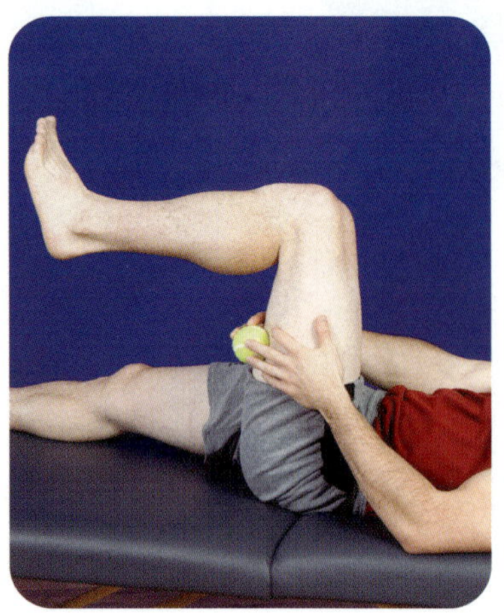

Aplicación de la pelota a los músculos isquiocrurales

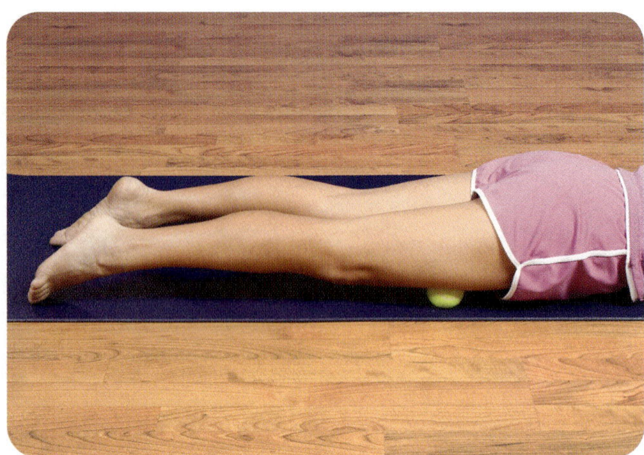

Aplicación de la pelota al cuádriceps femoral

Entre otras valiosas unidades de equipamiento se encuentra la toallita de cara o la toalla pequeña y el aceite para masajes. La LTB puede aplicarse a través de la ropa, pero para lograr una fijación más firme, hay que aplicar aceite sobre la piel de la persona que recibe el tratamiento y trabajar con una toallita de cara o con una toalla pequeña.

Consulta al paciente

Como con todo tipo de plan terapéutico, al entrevistar por primera vez al paciente, hay que realizar una consulta inicial para determinar la naturaleza de su problema y qué es lo que espera del tratamiento que se le ofrece. Hay que hacer una anamnesis detallada, consignando cualquier medicación que la persona esté tomando, y establecer si existen contraindicaciones para el tratamiento que se piensa implementar. Después hay que realizar un examen físico, cuyas características dependerán de lo que se va a tratar. Por ejemplo, al evaluar a alguien que consulta por una articulación rígida consecutiva a un antiguo esguince de tobillo, hay que evaluar la amplitud de movimiento o excursión de la articulación del tobillo; al tratar a un empleado administrativo que tiene dolor en el cuello, tal vez sea conveniente evaluar la postura cuando está sentado (sin tocar los tobillos para nada). Al final de la consulta, es probable que el terapeuta exponga los objetivos del tratamiento (p. ej., aliviar el dolor, aumentar la excursión articular, reducir la rigidez muscular causada por una actividad física) y que, si es necesario, los describa en términos no especializados para cerciorarse de que la persona que va a recibir el tratamiento está de acuerdo con lo que él intenta hacer y espera lograr. El capítulo 9 se ocupará del tema de esta consulta en detalle; se sugieren preguntas, posibles evaluaciones físicas y métodos de documentación.

Precauciones y seguridad

La liberación de tejidos blandos es un tipo de estiramiento asistido seguro y eficaz para la mayoría de las personas. Hay una regla sencilla para decidir si una persona puede o no recibirlo: si normalmente no se la trataría ni con masajes, ni con actividad física, ni con estiramiento, esa persona no debería recibir LTB.

Dado que la técnica supone ejercer presión leve sobre los tejidos blandos, el terapeuta debe tener cuidado al aplicarla en personas que desarrollan hematomas con facilidad o que tienen la piel delgada. Al tratar a personas hiperlaxas (amplitud de movimiento articular aumentada, frecuente entre bailarines profesionales, por ejemplo) hay que considerar si el estiramiento de los tejidos y el consecutivo aumento de la excursión articular son en realidad deseables. La liberación de tejidos blandos no es adecuada para las personas con síndromes de hiperlaxitud porque podría exigir excesivamente la flexibilidad de los tejidos.

Al recibir una fijación por primera vez, la mayoría de las personas no sienten ningún estiramiento. Hasta que la fijación no se acerca al extremo distal del músculo, el estiramiento no se intensifica. Si el terapeuta llega a fijar un punto gatillo, el paciente se quejará de una leve molestia. Es probable que se exprese en los siguientes términos: "es reconfortante, se tolera" o "duele, pero es agradable". Es probable que todo masoterapeuta esté acostumbrado a estas expresiones. Sin embargo, si la persona se queja de que la sensación se ha vuelto realmente incómoda, no debería llevarse a cabo la LTB. Tal vez haya algún foco inflamatorio subyacente que todavía no se palpa. Una regla sencilla es que la sensación originada en una mayor tensión localizada debería disiparse dentro del primer minuto posterior a la aplicación de una fijación. Si no, hay que retirarla. Esta sensación es bastante distinta a la producida por tejido cicatrizal antiguo, que se palpa tenso pero no causa molestias.

Aunque rara vez, algunas personas se quejan de dolor luego de recibir la LTB, como sucede con algunos otros tipos de estiramiento. Esta sensación se ha asociado con una aparición retardada de dolor muscular (DOMS, *delayed onset muscle soreness*). Por tal motivo, debería evitarse trabajar en exceso sobre cualquier zona puntual e intentar implementar la LTB con aceite para masajes, si es posible. En teoría, los masajes aplicados entre las sesiones de LTB favorecen la circulación de los tejidos y mejoran la salud del músculo. Algunos terapeutas prefieren advertir al paciente que en ciertas raras ocasiones puede presentarse dolor, pero que éste desaparece por sí solo dentro de 12 horas. Sin embargo, otros sostienen que esto crea una profecía autocumplida y aumenta las probabilidades de que la persona experimente ese preciso dolor.

No es conveniente aplicar la LTB con demasiada intensidad ni antes ni después de una práctica deportiva. Su aplicación previa podría disminuir la potencia muscular y además causar una relajación profunda. Antes de cualquier práctica deportiva, la LTB debería usarse a manera de estímulo y con el propósito de vigorizar al deportista y mantener la amplitud de movimiento articular. Después de una práctica deportiva, la LTB podría aumentar las probabilidades de desarrollar hematomas como consecuencia del microtrauma que produce en los tejidos, por lo tanto, sólo debería aplicarse en forma general y para ayudar a reducir los calambres.

Es conveniente que los terapeutas eviten el uso excesivo de los miembros superiores al aplicar cualquier técnica, incluso la LTB. Siempre que sea posible, hay que transferir el peso corporal a través de los antebrazos y los codos o usar instrumentos masoterapéuticos como alternativa al uso de los pulgares. Hay que dejar éstos y los dedos para la manipulación delicada de tejidos más pequeños y flexibles. Para lograr un mayor efecto de palanca, hay que probar trabajar con la camilla de dos y medio a cinco centímetros más baja que lo habitual. Hay que practicar inclinarse sobre el paciente y así transferir el peso sobre sus tejidos. Muchos terapeutas adoptan la posición de inclinación pero en realidad gastan mucha energía para mantenerla porque tienen miedo de lesionar a los pacientes. Hay que proponerse crear fijaciones mediante una inclinación suave pero firme hacia la persona *antes* de comenzar el tratamiento. Si trabaja lentamente y a conciencia, el terapeuta comprobará que, con práctica, la LTB es un recurso poderoso, seguro y eficaz para estirar los tejidos blandos.

Tres métodos de LTB

Hay tres tipos de liberación de tejidos blandos: pasiva, activa asistida y activa (véanse los ejemplos en la pág. 21).

1. Pasivo: Durante la aplicación de la LTB pasiva, el terapeuta aplica una fijación y moviliza la parte del cuerpo de la persona que recibe el tratamiento para facilitar un estiramiento.

2. Activo asistido: Esta forma de LTB requiere que el terapeuta trabaje en conjunto con el paciente. Por lo general, el terapeuta aplica una fijación y el paciente mueve esa parte del cuerpo para provocar el estiramiento.

3. Activo: En la LTB activa, el paciente se aplica una fijación a sí mismo y además realiza el estiramiento sin asistencia. Prácticamente todos pueden realizar la LTB activa y no es necesario que haya ningún terapeuta presente.

A lo largo de todo este libro utilizamos terminología anatómica corriente. Sin embargo, es improbable que los pacientes entiendan el significado de estos términos a menos que ellos mismos sean terapeutas o profesionales de la salud. Hay que practicar para poder explicar a esas personas sin usar terminología técnica lo que tienen que hacer para realizar la LTB activa asistida. Tal vez muchos no entiendan lo que el terapeuta les quiere decir cuando les solicita que inviertan o eviertan un pie, por ejemplo, o que flexionen o extiendan la muñeca. Un consejo es mostrar la acción requerida antes de aplicar la fijación. Si el terapeuta quiere dar la orden de "arriba" o "abajo" al referirse a los movimientos de la muñeca, por ejemplo, entonces tiene que demostrar lo que quiere decir por medio de esas órdenes. Otro consejo es evitar la combinación de distintos tipos de LTB dentro del mismo tratamiento. Si se comienza con la LTB activa asistida, tal vez el paciente piense que es necesario colaborar a lo largo de todo el tratamiento y no se relaje si el terapeuta quiere aplicar la LTB pasiva. Sin embargo, muchos pronto se acostumbran a la LTB y expresan su preferencia por la participación activa (activo asistido) o por la implementación del tratamiento pasivo.

Cómo calcular su eficacia

Es conveniente tener un parámetro estándar para calcular la eficacia de un tratamiento. Esto es igualmente válido para la LTB. A continuación, se presentan algunas ideas que ayudan a calcular la eficacia de la LTB.

Comparación de los tres tipos de LTB mediante los flexores de la muñeca

LTB PASIVA El terapeuta fija el origen del flexor común con la muñeca en flexión y después lleva la muñeca a la extensión.

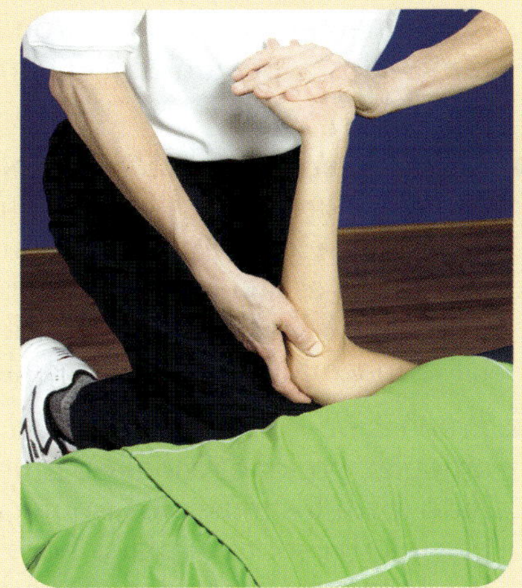

LTB ACTIVA ASISTIDA El terapeuta fija el origen del flexor común, y después solicita al paciente que extienda la muñeca en forma activa.

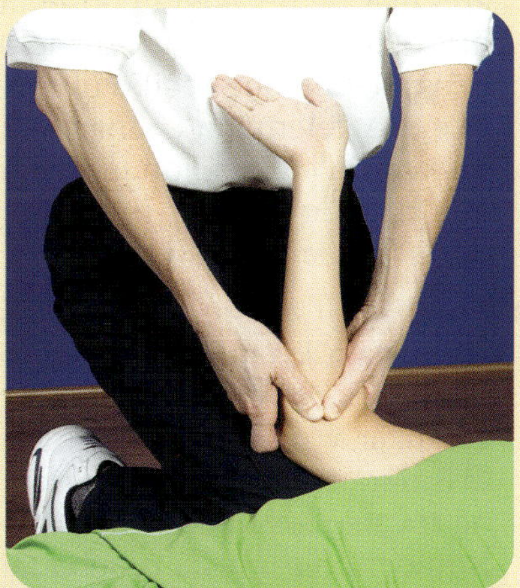

LTB ACTIVA El paciente fija el origen de su propio flexor común y después extiende la muñeca.

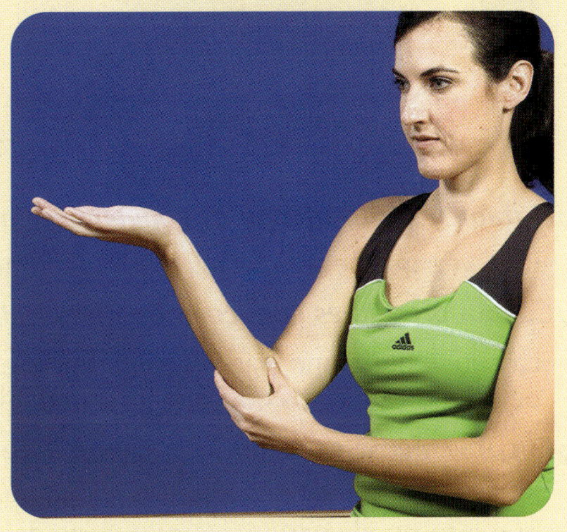

- *Dolor:* Cuando la LTB se usa para aliviar las molestias causadas por tensión muscular, uno de los métodos más simples para calcular su eficacia se basa simplemente en lo que dice el propio paciente. No es de extrañar que la mayoría se sienta mejor después de los masajes y diga que siente menos molestias, así sea que éstas se hayan descrito inicialmente como dolor, tirón o calambre. La mayoría de los terapeutas están acostumbrados a preguntar a quienes están tratando cómo se sienten después del tratamiento.

- *Escala analógica visual (EAV):* No es más que una línea horizontal sobre la que se marcan dos extremos. Un extremo podría ser "sin molestias" y, el otro, "las peores molestias de mi vida". Antes y después del tratamiento, hay que solicitar a la persona que marque la escala según cómo se sienta (pueden verse ejemplos de escalas analógicas visuales en las figs. 9.4 y 9.8 de las págs. 141 y 151). Estas escalas sirven para calcular la magnitud de algunas variables descriptivas subjetivas, como el dolor o la rigidez.

- *Pruebas de movilidad:* Si se ha aplicado la LTB para ayudar a aumentar la excursión articular, podrían realizarse pruebas tales como la de elevar el miembro inferior extendido (para los músculos isquiocrurales). Hay que determinar cuánto se eleva el miembro inferior sobre el plano horizontal antes y después de aplicar la LTB a los músculos isquiocrurales y registrar si ha habido algún aumento de la amplitud de movimiento articular de la cadera consecutivo al tratamiento. Una prueba sencilla para evaluar la flexibilidad del cuádriceps femoral es la flexión de la rodilla en pronación: se solicita a la persona que recibe el tratamiento que flexione la rodilla mientras está en pronación; se determina cuánto se acerca el pie a la nalga ipsilateral. Después de un tratamiento de elongación del cuádriceps femoral, el paciente debería acercar más el pie a la nalga que antes (hay que cerciorarse de que en ese momento no tenga una lordosis lumbar excesiva).

- *Pruebas sit-and-reach*: Una manera sencilla de calcular la eficacia de la LTB activa aplicada a los músculos isquiocrurales consiste en solicitar al paciente que se incline hacia delante y trate de tocarse los dedos de los pies. Hay que observar cuánto puede alcanzar y preguntarle qué es lo que siente en los isquiocrurales. Se debe aplicar la LTB durante cinco a siete minutos y después hacer una reevaluación ¿Pudo la persona tocarse los dedos con mayor facilidad? ¿Le disminuyó la tensión de los músculos isquiocrurales? (esta prueba también evalúa la flexibilidad de los músculos del dorso, por lo que los pacientes que han sufrido un trauma reciente de la columna lumbar no deben hacerla).

Preguntas frecuentes y consejos prácticos

¿Durante cuánto tiempo es conveniente mantener la fijación al final del estiramiento?

Una vez que se estiran los tejidos, retirar la fijación.

¿Cuánta presión es conveniente ejercer al aplicar la fijación?

La suficiente como para fijar los tejidos. Si esto causa molestias al paciente o al terapeuta, consultar los consejos prácticos de la página siguiente.

¿Es conveniente exhortar al paciente a que tolere el dolor?

Nunca. La LTB debe ser agradable. El paciente debe sentir un estiramiento suave, aunque esto puede variar según la parte del músculo con la que se está trabajando.

¿Cuántas veces es conveniente aplicar la LTB a un músculo?

El terapeuta puede comprobar que, sobre los músculos grandes, como los músculos isquiocrurales, es necesario trabajar integralmente en línea, desde proximal hacia distal, para abarcar los tejidos en forma adecuada. Una vez cubierta cada línea tres veces, tanto el terapeuta como el paciente deberían sentir que los tejidos se han estirado. En general, hay que evitar trabajar excesivamente sobre un grupo muscular. A veces es buena idea aplicar la LTB dos o tres veces, pasar a una parte distinta del cuerpo y, entonces, volver al sitio original de la LTB y verificar que tanto uno como el paciente perciben el estiramiento del tejido.

Si al finalizar este libro el terapeuta todavía tiene dificultades para aplicar la LTB, puede probar con algunos consejos:

- Si parece que no puede manipular las tejidos blandos, debe probar con un cambio de fijación. Por ejemplo, probar con la palma de la mano o un puño blando, el antebrazo, el codo o los nudillos. Una alternativa es aplicar una pequeña cantidad de aceite sobre la piel, y entonces trabajar a través de una toalla, que se pegará al aceite y permitirá aplicar una fijación más fuerte.

- Si la fijación es molesta para el paciente, el terapeuta debe probar ejercer menos presión. Por ejemplo, trabajando a través de la ropa o de una toalla pequeña para disipar la fijación. Alternativamente, debe cerciorarse de que no está trabajando sobre el hueso. Éste es un error que se comete con frecuencia mientras se aprende a aplicar la LTB a los romboides: hay que evitar ejercer presión sobre el borde medial de la escápula. Al trabajar sobre los pectorales, hay que evitar ejercer presión perpendicular sobre las costillas. Hay que verificar que no se esté ejerciendo presión sobre un plexo nervioso, lo cual puede causarle una sensación de cosquilleo a la persona. Hay que evitar tirar de la piel con demasiada fuerza.

- Si el paciente parece no sentir el estiramiento, el terapeuta debe probar ejercer más presión. Para incrementar la presión, hay que usar los codos o los antebrazos e inclinarse sobre la fijación. Alternativamente, debe cerciorarse de haber apartado los tejidos laxos antes de realizar el estiramiento. Debe controlar que la presión que ejerce se dirija hacia el extremo proximal del miembro. Muchas personas no experimentan mucho el estiramiento con la técnica pasiva. Si tal es el caso, el terapeuta debe probar con la LTB activa y ver qué pasa.

- Si para el terapeuta es molesto aplicar la fijación con los dedos, las manos o los pulgares, deber probar con un instrumento masoterapéutico. Siempre debe tratar de proteger sus propias articulaciones. Si todavía no puede aplicar la fijación en forma cómoda, no lo debe intentar.

- Si el terapeuta no parece sentirse cómodo, debe probar cambiando la fijación, modificando la altura de la camilla o regulando la postura del paciente sobre la camilla o en la silla.

- Si todavía tiene dificultades luego de probar con diversas formas de aplicación de la LTB, debe dejar de usar ese estiramiento puntual.

Conclusiones

En este capítulo se repasan las ventajas y desventajas de los distintos tipos de fijación y se considera cómo y cuándo usar los instrumentos masoterapéuticos. La sección de preguntas frecuentes y consejos prácticos, además de cierta información sobre temas de seguridad y algunas formas de calcular la eficacia de la LTB ayudan a sentar las bases para el uso de esta técnica. Ahora, el terapeuta está listo para practicar los tres tipos de LTB.

Preguntas

1. Dar un ejemplo de cuándo podría usarse la palma de la mano para fijar tejidos.

2. Dar ejemplos de tres clases de pacientes para las cuales la LTB no es adecuada.

3. Enumerar los tres tipos de LTB.

4. ¿Durante cuánto tiempo hay que mantener una fijación al cabo de un estiramiento?

5. Enumerar tres maneras en que podría calcularse la eficacia de la LTB.

PARTE II

Técnicas de liberación de tejidos blandos

EN esta parte del libro se brindará información sobre cómo aplicar cada uno de los tres tipos de LTB: pasiva, activa asistida y activa. Cada uno de los tres capítulos de la parte II presenta el mismo formato: Primero, hay una descripción en siete pasos de cómo llevar a cabo la técnica. Luego, se detallan claves para sostener cada músculo, movimientos y posturas, por medio de numerosos ejemplos correspondientes a diferentes músculos. Esta sección ofrece instrucciones resumidas y una foto representativa de cada técnica, con referencias a las páginas donde aparecen instrucciones completas en los capítulos 6 a 8. Para entender bien las diferencias en la aplicación, el lector puede ir y venir entre los capítulos 3, 4 y 5, comparando las fotografías que ofrecen un panorama general de las tres técnicas. Como el terapeuta bien sabe, al trabajar es importante cuidar de sí mismo y del paciente y, por lo tanto, cada capítulo contiene valiosas pautas de seguridad específicas para cada tipo de LTB descrito.

Al llevar a cabo la LTB, hay que recordar que algunos músculos en general no se acortan durante la aplicación, lo cual se debe a que sería técnicamente difícil fijarlos una vez que se los ha colocado en posición acortada. El cuadro de la página 26 enumera los músculos que en general se acortan y los que no lo hacen.

Al final de cada capítulo, aparece un cuadro que indica en qué casos una técnica en particular podría ser adecuada. Estos cuadros no son exhaustivos y, con la práctica, el terapeuta comprobará que puede complementarlos con notas surgidas de su propia experiencia. La lectura de estos capítulos le permitirá entender las diferencias que existen entre los tres distintos tipos de LTB. Entonces, estará listo para practicar su aplicación en las distintas regiones anatómicas, como se describe en los capítulos 6 a 8.

Acortamiento de los músculos en la LTB

Region anatómica	Músculos
MÚSCULOS QUE EN GENERAL SE ACORTAN	
Tronco	Romboides Pectorales
Miembro inferior	Isquiocrurales Ilíaco Cuádriceps femoral Tibial anterior Peroneos
Miembro superior	Tríceps braquial Bíceps braquial Extensores de la muñeca Flexores de la muñeca
MÚSCULOS QUE EN GENERAL *NO* SE ACORTAN	
Tronco	Porción descendente del trapecio Escalenos Elevador de la escápula Erector de la columna
Miembro inferior	Fascia plantar del pie Músculos de la pantorrilla Glúteos

Liberación pasiva de tejidos blandos

En este capítulo el terapeuta aprenderá cómo llevar a cabo la LTB pasiva mediante siete sencillos pasos. Para empezar, hay una breve descripción de las claves para sostener cada músculo, los movimientos y las posturas que se usan para tratar ocho músculos diferentes, junto con algunas pautas de seguridad y un cuadro que ilustra las posibles indicaciones de la LTB. La lectura de este capítulo y la respuesta a las preguntas le darán al terapeuta una buena comprensión de cómo se aplica la LTB pasiva.

Introducción

La liberación pasiva de tejidos blandos, o LTB pasiva, es un excelente método de estiramiento que puede usarse como técnica aislada a través de la ropa o incorporarse a un plan masoterapéutico holístico. En esta forma de LTB, el terapeuta acorta el músculo, lo fija y después lo estira. El paciente permanece en una actitud pasiva todo el tiempo, pero por supuesto que puede interactuar con el terapeuta describiendo la intensidad del estiramiento.

¿Cómo realizar la LTB pasiva?

Para llevar a cabo la LTB pasiva hay que seguir los siguientes pasos:

1. Identificar el músculo que se va a estirar y la dirección de las fibras musculares.

2. Cerciorarse de que el músculo se encuentre en una posición neutra, lo cual significa que no está ni demasiado acortado ni estirado. En general, esto requiere que el terapeuta acorte el músculo en forma pasiva (la fascia plantar y la pantorrilla son excepciones a esta regla).

Algunos músculos (especialmente los isquiocrurales) son proclives a sufrir calambres cuando se los acorta. Las posibilidades de sufrir calambres aumentan después del ejercicio. Por lo tanto, a veces una buena idea es implementar la LTB con aceite para masajes, y así ayudar a la relajación de las fibras musculares antes de acortar el músculo, y disminuir las posibilidades de que éste sufra los calambres que se presentan con su acortamiento.

3. Explicar el procedimiento al paciente. Explicar que es el *terapeuta* el que llevará a cabo el estiramiento y que todo lo que él o ella debe hacer es relajarse. El músculo sobre el que se trabaja debe estar relajado.

   Sacudir suavemente el miembro favorece la relajación muscular y es de utilidad al trabajar con personas a las que les cuesta "desconectarse" y relajarse.

4. Con el músculo en posición neutra, fijarlo suavemente para asegurar las fibras (véanse en el capítulo 2 los diversos métodos de fijación). Empezar desde proximal, lo más cerca posible del origen del músculo.

> **CONSEJO PRÁCTICO**
>
> En general, el origen del músculo es la parte más próxima a la línea media del cuerpo y la menos móvil. Usualmente, cuando un músculo se contrae, la inserción se acerca al origen.

5. Mientras se mantiene la fijación, estirar el músculo. Esto significa mover la parte del cuerpo de modo tal que el músculo vaya del acortamiento al alargamiento. Por ejemplo, si para acortar el músculo hay que flexionar una articulación, para estirarlo hay que extender dicha articulación.

6. Una vez que el músculo se ha estirado, liberar la fijación y llevar el músculo nuevamente a la posición neutra.

7. Elegir otro punto para fijar el músculo, trabajando desde proximal hacia distal. Repetir los pasos 4 a 6 hasta alcanzar los tendones distales del músculo.

   Para localizar realmente el estiramiento en un área específica, acercar las fijaciones de manera que estén separadas alrededor de un centímetro, mientras se trabaja desde proximal hacia distal sobre el músculo. Para lograr un estiramiento más generalizado y menos localizado, las fijaciones deben separarse de 3 a 4 centímetros.

Es necesario interactuar con el paciente. Algunos no sienten mucho el estiramiento, sólo la presión de la fijación. Si se aplica la técnica correctamente, el estiramiento aumentará a medida que se trabaja sobre las superficies más distales del músculo. Si la persona se queja de dolor, hay que detenerse.

Al aplicar la LTB, hay que trabajar siempre desde proximal hacia distal, lo cual produce el efecto de que el estiramiento sea cada vez más intenso. Si se comienza distalmente, el estiramiento ya será intenso. Es posible llevar a cabo la LTB de la mayoría de los músculos trabajando desde proximal hacia distal. Sin embargo, al trabajar con músculos como el romboides y el pectoral mayor, se puede encontrar que el área que hay que fijar es mucho menor y, por lo tanto, no es posible seguir esta regla con tanta facilidad.

Implementación de la LTB con aceite para masajes

El terapeuta advertirá que sería fácil implementar la LTB con aceite para masajes. Después de aplicar el aceite, hay que poner una toalla fina sobre el área y aplicar la LTB a través de ésta. Hay que tener en cuenta que al trabajar de este modo se obtiene una fijación mucho más firme que la que se logra trabajando a través de la ropa o sobre la piel desnuda, ya la toalla se pega al aceite. En realidad, es mucho más fácil aplicar la LTB de esta manera que hacerlo sobre la piel desnuda o a través de la ropa. Hay que quitar la toalla, limpiar el área con más masajes y repetir. Se comprobará que al hacerlo tres veces (es decir, en una secuencia de masajes, LTB; masajes, LTB; masajes, LTB), a la tercera aplicación de la LTB la persona sentirá menos estiramiento (y el terapeuta sentirá menos resistencia en los tejidos) porque los tejidos blandos se habrán elongado al cabo de las dos primeras aplicaciones.

Claves para sostener cada músculo, movimientos y posturas

A continuación se ilustran ocho regiones anatómicas que se prestan para recibir la LTB pasiva: la pantorrilla, los músculos isquiocrurales, el romboides, el tríceps braquial, el bíceps braquial, los flexores y extensores de la muñeca y los dedos y los pectorales. Se pueden encontrar instrucciones detalladas para realizar estos estiramientos en los capítulos 6 a 8, y se las puede comparar con las instrucciones para llevar a cabo las técnicas activa asistida y activa.

Pantorrilla

Hay que pararse a los pies de la camilla con el paciente acostado boca abajo. Fije la pantorrilla del paciente con pulgares juntos, colocados apenas distal a la articulación de la rodilla, aproximadamente en el centro de la pantorrilla. Cada vez que se fijan las fibras mientras se realiza este estiramiento, hay que dirigir la presión hacia la rodilla más que perpendicularmente. Mientras se mantiene la fijación, el terapeuta debe usar el propio muslo para dorsiflexionar el tobillo del paciente.

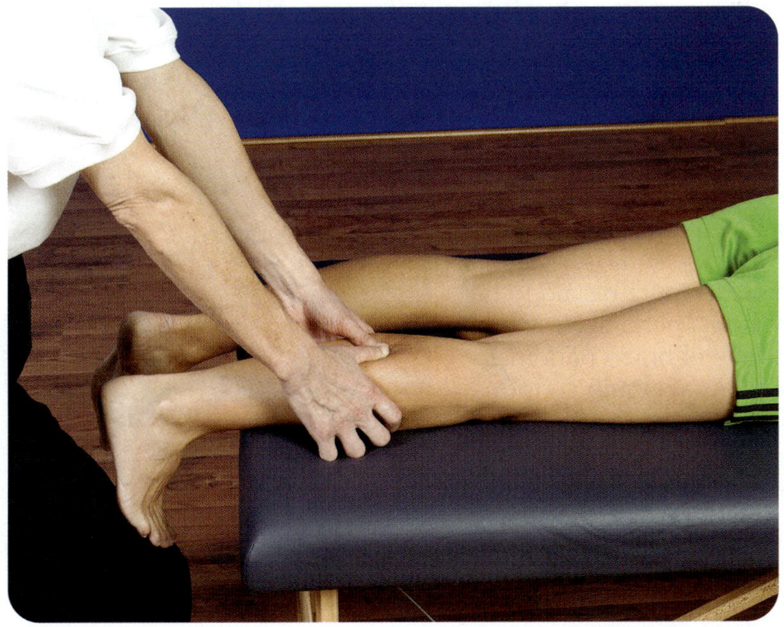

➤ Consúltense las instrucciones completas para realizar este estiramiento y una disertación sobre el uso de los pulgares juntos compresivos en las páginas 88 a 92.

Músculos isquiocrurales

El paciente debe estar en pronación y hay que acortarle los músculos isquiocrurales en forma pasiva flexionándole la rodilla. Fijar los músculos cerca de su origen isquiático. Cada vez que se fijan las fibras en este estiramiento, hay que dirigir la presión hacia el isquion antes que perpendicularmente. Mientras se mantiene la fijación, estirar suavemente el músculo extendiendo la rodilla.

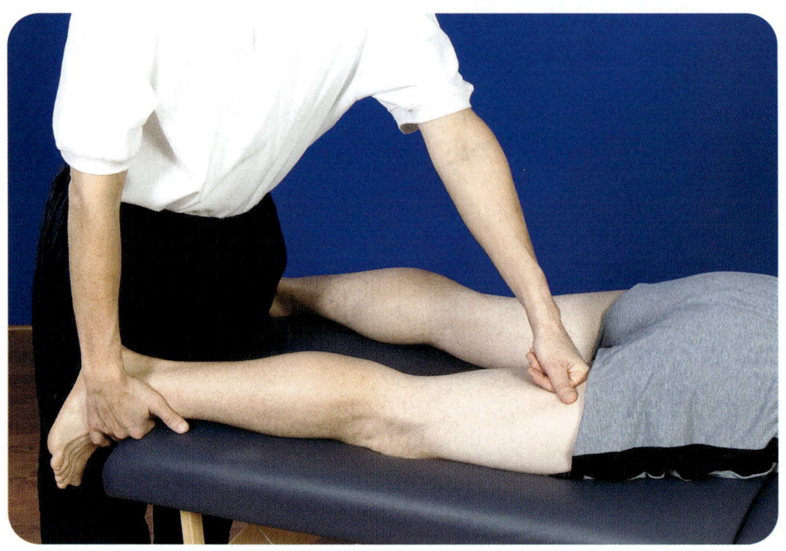

➤ Consúltense las instrucciones completas para realizar este estiramiento en las páginas 81 a 83.

Músculo romboides con el paciente acostado boca abajo

Hay dos métodos para aplicar la LTB al romboides: el primero es con el paciente boca abajo sobre una camilla y, el segundo, con la persona sentada.

Para el tratamiento boca abajo, hay que colocar a la persona sobre una camilla en dicha postura de modo tal que pueda flexionar el hombro. Mientras se le sostiene el brazo para mantener el romboides acortado en forma pasiva, fijarlo suavemente, dirigiendo la presión hacia la columna vertebral. Mantener la presión y llevar el brazo suavemente a la flexión de modo que la escápula protruya alrededor de la caja torácica, estirando el romboides.

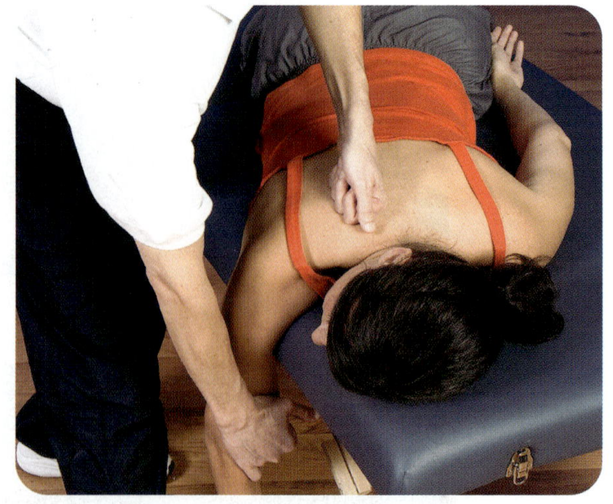

➤ Consúltense las instrucciones completas para realizar este estiramiento en las páginas 65 a 67.

Romboides en posición sentada

El paciente debe estar cómodamente sentado y hay que fijarle suavemente el brazo para, en forma pasiva, retraer la escápula, lo cual acorta el romboides. Estirar la piel que queda floja, dirigiendo la presión hacia la columna. Mientras se mantiene la fijación, llevar el brazo a la flexión, mediante lo cual la escápula protruye en forma pasiva.

➤ Consúltense las instrucciones completas para realizar este estiramiento en la página 68.

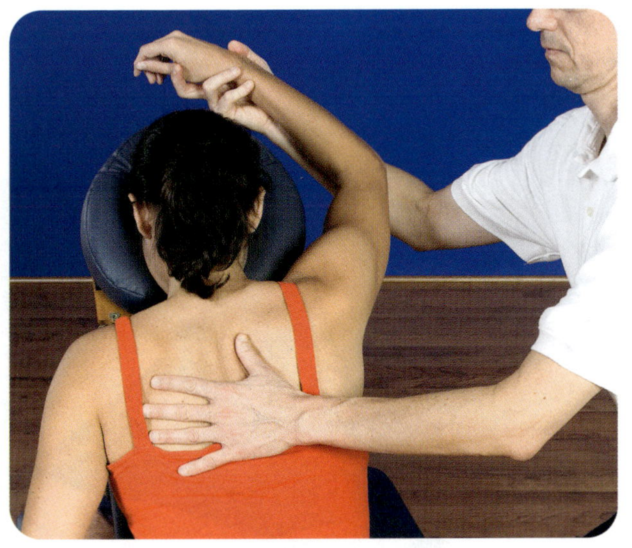

Tríceps braquial

Colocar al paciente boca abajo y cerciorarse de que pueda flexionar el codo. Extendérselo en forma pasiva para acortar el músculo. Aplicar la fijación cerca del origen del músculo, dirigiendo la presión hacia el hombro. Mientras se mantiene la fijación, flexionar suavemente el codo.

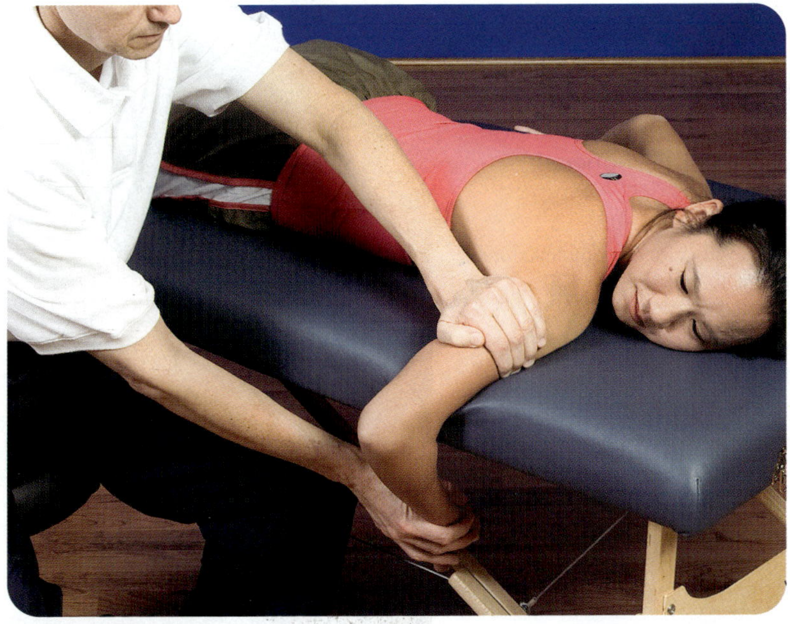

➤ Consúltense las instrucciones completas para realizar este estiramiento en las páginas 114 y 115.

Bíceps braquial

Con el paciente boca arriba y su codo flexionado en forma pasiva, fijar suavemente el bíceps braquial, estirar la piel laxa dirigiendo la presión hacia la axila. Extender el codo suavemente mientras se mantiene la fijación.

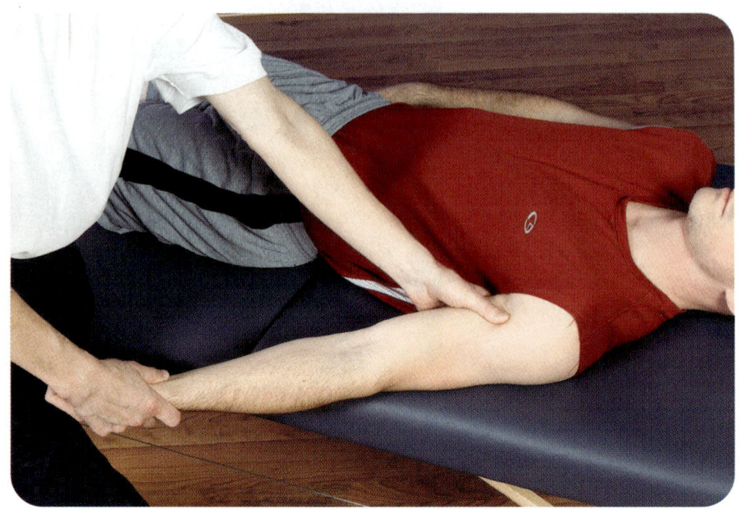

➤ Consúltense las instrucciones completas para realizar este estiramiento en la página 118.

Extensores de la muñeca y los dedos

Extender suavemente la muñeca del paciente. Fijar los vientres de los extensores sobre la cara lateral del antebrazo. Mientras se mantiene la fijación, flexionar suavemente la muñeca.

➤ Consúltense las instrucciones completas para realizar este estiramiento en la página 120.

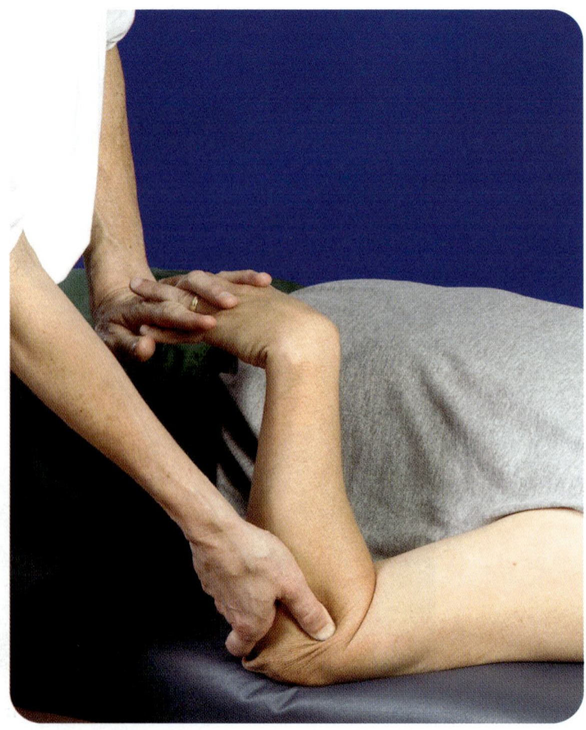

Flexores de la muñeca y los dedos

Solicitar al paciente que flexione la muñeca. Fijar suavemente el origen del flexor común de los dedos. Extender suavemente la muñeca de la persona mientras se mantiene la fijación.

➤ Consúltense las instrucciones completas para realizar este estiramiento en la página 123.

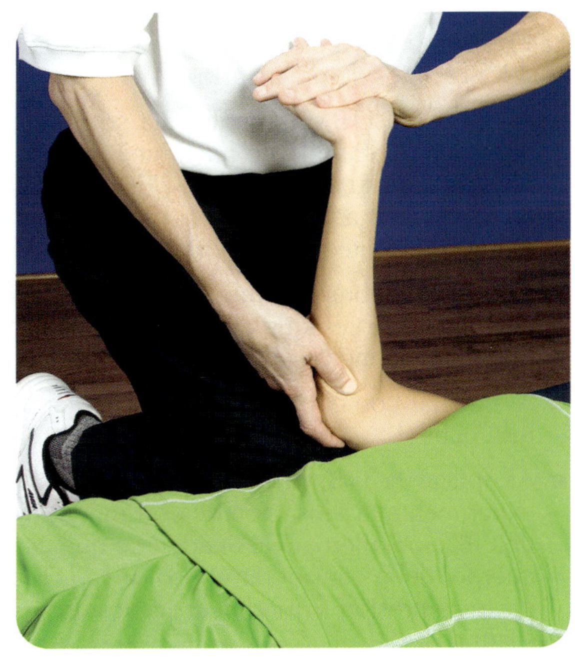

Pectorales

El paciente debe estar acostado boca arriba y hay que colocarle el brazo en flexión horizontal y fijar los tejidos con un puño blando, dirigiendo la presión hacia el esternón más que a las costillas subyacentes. Mientras se mantiene la fijación, llevar suavemente el brazo de la persona desde la flexión horizontal hacia una posición más neutra.

➤ Consúltense las instrucciones completas para realizar este estiramiento en las páginas 69 y 70.

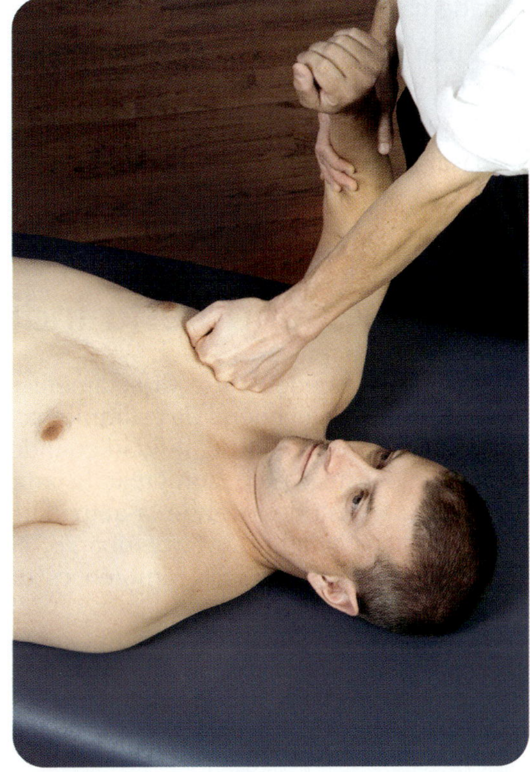

Pautas de seguridad

La LTB pasiva es segura y eficaz. Sin embargo, es conveniente tener en cuenta ciertas precauciones antes de practicarlo.

- Al aplicar la LTB a la pantorrilla con el paciente boca abajo, hay que cerciorarse de que sobre la camilla no haya ningún metal punzante que pudiera lesionar la superficie dorsal de su pie durante la dorsiflexión. Al trabajar con el paciente boca abajo para aplicar la LTB a la pantorrilla o a los músculos isquiocrurales, evitar la presión sobre el hueco poplíteo, en el dorso de la rodilla.

- Al trabajar sobre el romboides con el paciente boca abajo, tener cuidado de que la persona no se coloque en el costado de la camilla. Es más seguro y estable que se ubique diagonalmente, atravesando ésta.

- Al trabajar con el bíceps braquial, evitar la presión sobre la cara anterior del codo, la fosa cubital.

- Al aplicar la LTB, proteger los pulgares. Si el terapeuta advierte que el paciente no experimenta la sensación de estiramiento y requiere una fijación más firme, debe usar una fijación alternativa. Si advierte que usar fijaciones diferentes sobrecarga su propio cuerpo, debe considerar el uso de la LTB activa asistida, que a menudo permite aplicar más presión y modificar la postura para trabajar de modo que ésta resulte más segura.

- Al combinar la LTB con aceite para masajes, recordar que es mucho más fácil aplicar una fijación cuando se trabaja a través de una toalla que cuando se lo hace a través de la ropa o sobre la piel seca. Por tal motivo, se deben aplicar las fijaciones con cuidado hasta que el paciente realice observaciones con respecto a la presión recibida.

- Al usar la LTB pasiva, siempre hay que interactuar con el paciente y detenerse si éste se queja de dolor.

- Al aplicar la LTB pasiva, son válidas todas las contraindicaciones que existen para los masajes comunes. Por ejemplo, no se debe aplicar la LTB sobre territorios varicosos, úlceras de piel, lesiones recientes ni áreas con disminución de la sensibilidad.

¿Cuándo está indicada la LTB pasiva?

La LTB pasiva puede usarse directamente a través de la ropa en todo el cuerpo como parte de una rutina general de estiramiento, o puede incorporarse a un tratamiento masoterapéutico holístico. Es de utilidad cuando se la usa en forma rápida y enérgica antes de la actividad física, para aumentar la amplitud de movimiento articular y reducir los calambres. Se usa después de la actividad física para ayudar a alinear las fibras musculares y reducir calambres. Sin embargo, en tales ocasiones no es conveniente aplicarla con demasiada intensidad. También es un recurso valioso para evaluar la flexibilidad muscular.

El cuadro 3.1 sugiere cuándo el tratamiento puede ser conveniente para algunos músculos específicos.

Cuadro 3.1   Situaciones en las que la LTB pasiva puede ayudar

Músculo	Situación
Pantorrilla	■ Para tratar calambres musculares ■ Para pacientes que tienen las pantorrillas tensas ■ Para pacientes que realizan una actividad física que implica actividad de los miembros inferiores, como trotar, practicar tenis o basquetbol ■ Para tratar a pacientes que han permanecido de pie o caminado durante períodos prolongados ■ Para aumentar la amplitud de movimiento articular del tobillo o la rodilla ■ Para tratar a pacientes que requieren un aumento de la dorsiflexión de tobillo (p. ej., pacientes previamente postrados en la cama que ahora tienen que ponerse de pie) ■ Para estirar los músculos de la pantorrilla de pacientes que usan calzado de taco alto (lo cual produce una flexión plantar excesiva y un posible acortamiento de estos músculos)
Isquiocrurales	■ Para pacientes que tienen los músculos isquiocrurales tensos ■ Para pacientes que permanecen sentados durante períodos prolongados, como los choferes o los dactilógrafos ■ Para pacientes que realizan una actividad física que implica actividad de los miembros inferiores, como trotar o practicar basquetbol ■ Para aumentar la amplitud de movimiento o excursión articular de la rodilla ■ Para pacientes que tienen una lordosis lumbar excesiva
Romboides	■ Para pacientes que realizan una actividad física que implica actividad de los miembros superiores, como nadar, practicar deportes de raqueta o remar
Triceps braquial	■ Para pacientes cuyas actividades físicas implican una extensión del codo prolongada o repetitiva, como en los deportes de raqueta ■ Para masoterapeutas ■ Para el tratamiento posterior a una inmovilización del codo o del hombro ■ Para aumentar la flexión del codo
Biceps braquial	■ Para pacientes cuya actividad física implica una flexión del codo prolongada o repetitiva, como remar, cavar o llevar bolsos pesados ■ Para el tratamiento posterior a una inmovilización del codo o del hombro ■ Para aumentar la amplitud de movimiento del codo, especialmente la extensión de éste
Extensores y flexores de la muñeca y los dedos	■ Para músicos como guitarristas, pianistas, flautistas o trompetistas ■ Para el tratamiento de la epicondilitis (extensores) ■ Para el tratamiento de la epitrocleítis (flexores) ■ Para pacientes que utilizan flexiones repetitivas o prolongadas, como dactilógrafos, choferes o aquellos que cargan bolsas pesadas ■ Para pacientes que practican deportes que requieren fuerza de presión, como escalar montañas o remar ■ Para masoterapeutas ■ Para el tratamiento posterior a una inmovilización de la muñeca o el codo
Pectorales	■ Para pacientes que tienen una postura cifótica ■ Para pacientes que permanecen sentados durante períodos de tiempo prolongados, como choferes o dactilógrafos ■ Para fisicoculturistas, que pueden desarrollar pectorales excesivamente tensos en comparación con los músculos posteriores del tronco. ■ Para pacientes que usan el pectoral mayor como parte de su trabajo, *hobby* o deporte, como trompetistas, tenistas o golfistas

Preguntas

1. ¿Qué significa que un músculo está en posición neutra?

2. En la LTB pasiva, ¿quién lleva a cabo el estiramiento, el paciente o el terapeuta?

3. ¿Se mantiene la fijación mientras se estira el músculo?

4. ¿Dónde es más probable que la persona que recibe el tratamiento sienta al estiramiento, en el extremo proximal o en el extremo distal del músculo?

5. ¿Por qué es conveniente ser cauto la primera vez que se combina la LTB pasiva con aceite para masajes?

Liberación de tejidos blandos activa-asistida

Este capítulo es para que el terapeuta domine la técnica de la LTB activa-asistida. Debe empezar por leer los siete sencillos pasos y después probar las claves para sostener cada músculo, los movimientos y las posturas pertinentes a este tipo de LTB. Contar con este panorama sobre la aplicación de esta técnica en 15 músculos podría ser de ayuda antes de empezar. El capítulo también incluye pautas de seguridad y un cuadro ilustrativo de algunas de las posibles indicaciones de la LTB activa-asistida. Para saber si entendió los principios, el terapeuta puede tratar de responder las Preguntas que aparecen al final del capítulo.

Introducción

A diferencia de la LTB pasiva (en la que los tejidos son acortados y fijados por el terapeuta) y de la LTB activa (en la que la persona que sigue el tratamiento se aplica las técnicas a sí misma), la LTB activa-asistida combina los esfuerzos tanto del terapeuta como del paciente. Es conveniente para trabajar con personas a las que les resulta difícil relajarse durante el tratamiento, y también para aquellos que prefieren ser partícipes de él. Además, le permite al profesional aplicar más presión al fijar los tejidos, de modo que es valioso para tratar a pacientes que no sienten los efectos cuando se les aplica la LTB pasiva. La técnica le permite al terapeuta usar ambas manos si es necesario para aplicar una fijación más firme, lo cual es de utilidad para tratar músculos voluminosos como los isquiocrurales y cuádriceps femoral. La posibilidad de reforzar una fijación también le permite al terapeuta proteger sus propias muñecas, dedos y pulgares.

La LTB activa-asistida es especialmente valiosa como parte del proceso de rehabilitación consecutivo a la inmovilización de una articulación. No sólo aumenta la amplitud de movimiento o excursión articular sino que, además, fortalece los músculos adyacentes. Es una valiosa técnica de rehabilitación dado que se estimula a los pacientes para que trabajen dentro de la amplitud de movimiento articular en la que no sienten dolor; después de una cirugía, tal vez sea un método de aplicación más segura que la LTB pasiva. Con autorización médica, puede utilizarse a poco de comenzado el proceso de rehabilitación para ayudar a mantener la lubricación articular y favorecer un mejor alineamiento de las fibras colágenas que el que podría obtenerse si la articulación se dejara inmóvil.

La mayor diferencia entre la LTB activa-asistida y la LTB pasiva es que en esta última, el terapeuta estira un músculo relajado. En la LTB activa-asistida, el músculo que se estira a menudo se contrae en forma excéntrica dado que la persona lo utiliza para movilizar la articulación adyacente a él. Salvo una o dos excepciones, otra diferencia es que, en la LTB activa-asistida, el músculo en tratamiento tiende a estar acortado y no en posición neutra.

¿Cómo realizar la LTB activa-asistida?

Para llevar a cabo la LTB activa-asistida hay que seguir los siguientes pasos:

1. Identificar el músculo que se va a estirar y la dirección de las fibras.

2. Cerciorarse de que el músculo esté en posición neutra o acortada. Un músculo en posición neutra no está ni demasiado acortado ni estirado. Esta posición se usa para tratar la pantorrilla, el pie, las fibras descendentes del trapecio, los escalenos, el elevador de la escápula y los músculos erectores de la columna. Cuando un músculo requiere estar acortado –como sucede con los músculos isquiocrurales, ilíaco, tibial anterior, peroneos, cuádriceps femoral y pectorales– lo acorta el paciente activamente contrayendo el músculo en cuestión. Ésta es la posición que el terapeuta requiere que mantenga el paciente al fijar los tejidos.

3. El terapeuta debe explicarle el procedimiento a la persona que trata y mostrarle cuál es el movimiento que desea que realice una vez que él ha fijado los tejidos. Si, por ejemplo, desea acortar los músculos isquiocrurales, podría decir simplemente: "Por favor, doble la rodilla", instrucción que la mayoría de las personas entenderían. Sin embargo, al tratar los m. peroneos, los flexores y los extensores de la muñeca, por ejemplo, debe ser mucho más específico y demostrar la acción que desea que el paciente lleve a cabo. Muchas personas no entenderían la orden de evertir el pie (requerida para el tratamiento de los peroneos) y necesitarían que les mostraran qué hacer cuando se les solicita que flexionen o extiendan la muñeca.

4. En la posición neutra o contraída, fijar el músculo para asegurar las fibras. Comenzar proximalmente, lo más cerca posible del origen del músculo.

5. Mientras mantiene la fijación, el terapeuta debe solicitar al paciente que se mueva de modo tal que sienta un estiramiento en el músculo. El tipo de movimiento dependerá del músculo con el que se está trabajando (consúltense en los capítulos 6 a 8 las fotografías y descripciones de los movimientos de cada músculo).

6. Una vez que el músculo ha sido estirado, hay que liberar la fijación y dejar que el músculo vuelva a la posición neutra, o bien solicitar al paciente que contraiga nuevamente el músculo.

7. Elegir otro punto para fijar el músculo, trabajando desde proximal hacia distal hasta alcanzar los tendones distales del músculo.

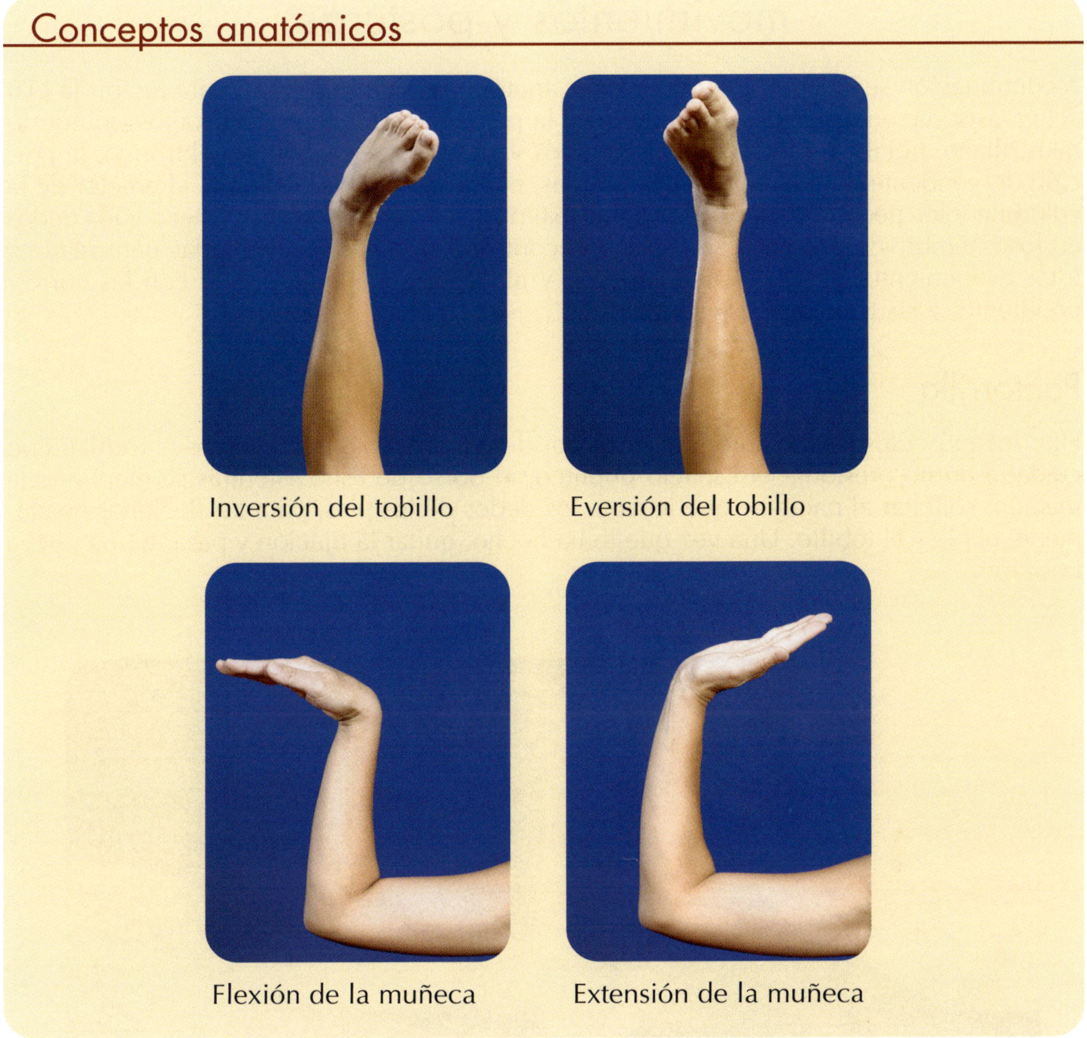

Conceptos anatómicos

¿LTB pasiva o activa-asistida?

Al iniciar un tratamiento, hay que evitar la alternancia entre la LTB pasiva y la LTB acti-va-asistida. Si emplea ambos métodos, el terapeuta tal vez advierta que el paciente se confunde y olvide si tiene que participar en el estiramiento. Lo cierto es que muchas personas aprenden rápido lo que tienen que hacer en la LTB activa-asistida, especialmente si el terapeuta las trata regularmente. En tratamientos sucesivos, tal vez el terapeuta advierta en forma instintiva qué tipo de LTB actúa mejor en cada persona que trata, lo cual probablemente dependa del músculo del que se está ocupando.

Hay que recordar que algunas personas no quieren participar activamente en su trata-miento, de modo que la LTB activa-asistida nunca será adecuada, incluso en situaciones en las que el terapeuta lo consideraría beneficioso. Algunas personas preferirán que se les aplique la técnica en forma pasiva.

Claves para sostener cada músculo, movimientos y posturas

A continuación se ilustran quince regiones anatómicas que se prestan para recibir la LTB activa-asistida: en los miembros inferiores, la pantorrilla, el pie, los músculos isquiocrurales, ilíaco, tibial anterior, peroneos, glúteos y cuádriceps femoral; en el tronco, la porción descendente del trapecio, los escalenos, el elevador de la escápula, el erector de la columna y los pectorales; y los músculos extensores y flexores de la muñeca y los dedos en los miembros superiores. Se pueden encontrar instrucciones detalladas para realizar estos estiramientos en los capítulos 6 a 8, y allí se las puede comparar con las correspondientes a las técnicas pasiva y activa.

Pantorrilla

Fijar los músculos de la pantorrilla justo por debajo de la articulación de la rodilla, con cuidado de no presionar el espacio poplíteo, al dorso de ésta. Mientras se mantiene la fijación, solicitar al paciente que levante los dedos de los pies, para así flexionar dorsalmente el pie y el tobillo. Una vez que lo ha hecho, quitar la fijación y pasar a una nueva posición.

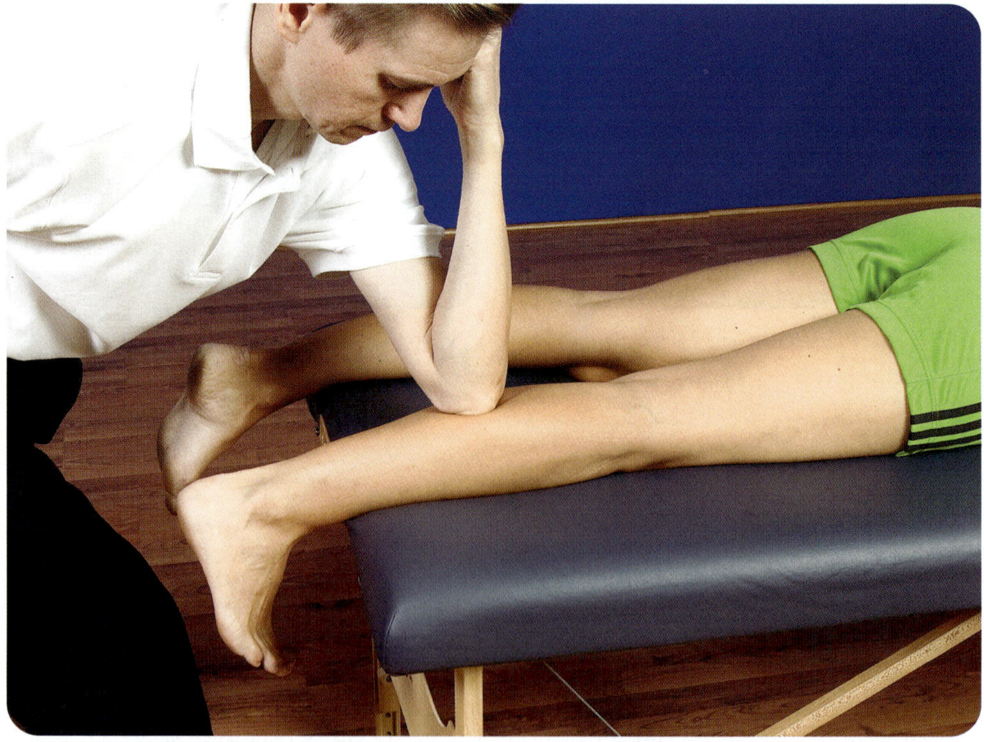

➤ Consúltense las instrucciones completas para realizar este estiramiento en las páginas 93 y 94.

Pie

Colocar al paciente con los pies fuera de la camilla, como muestra la foto; con el tobillo en posición neutra, aplicar una fijación suave mediante un instrumento masoterapéutico. Solicitar a la persona que levante los dedos de los pies, para así flexionar dorsalmente el tobillo y extender los dedos. Trabajar sobre la planta de cada pie durante sólo unos pocos minutos.

➤ Consúltense las instrucciones completas para realizar este estiramiento en las páginas 96 y 97.

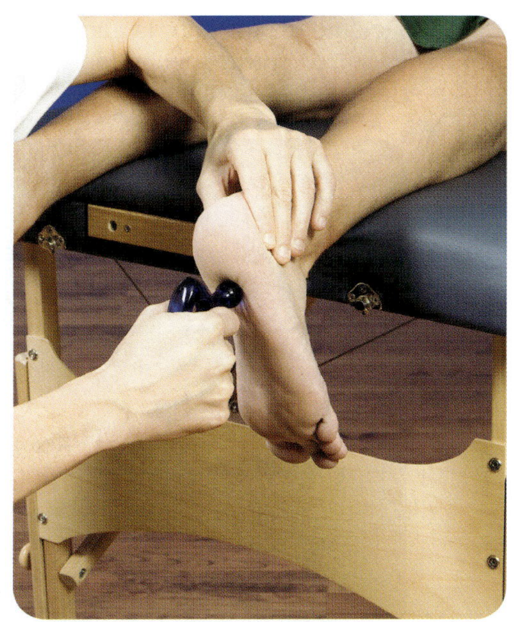

Músculos isquiocrurales

Mientras el paciente se encuentra boca abajo, solicitarle que flexione la rodilla. Use su codo para fijar los músculos isquiocrurales cerca del isquion. Dirigir la presión hacia la nalga para estirar los tejidos blandos laxas antes de realizar el estiramiento. Mientras se mantiene la fijación, solicitar a la persona que baje la pierna nuevamente a la camilla. Soltar la fijación y solicitarle que flexione la rodilla otra vez.

➤ Consúltense las instrucciones completas para realizar este estiramiento en las páginas 84 y 85.

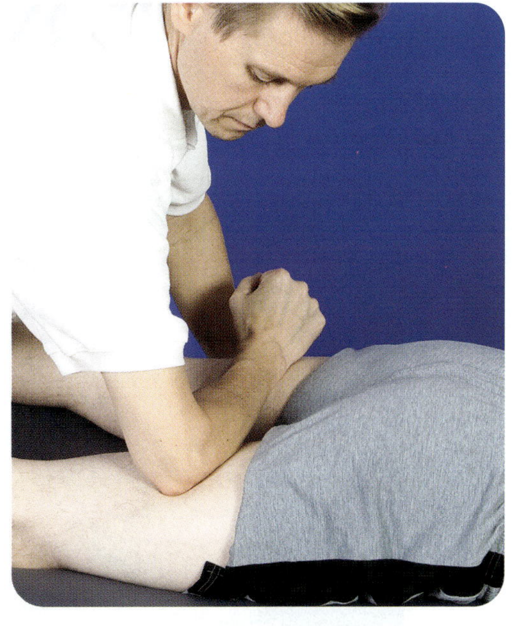

Músculo ilíaco

Con el paciente de costado, la cadera flexionada, fijar el ilíaco (sobre la superficie anterior del íleon). Mientras se mantiene la fijación, solicitar a la persona que estire el miembro inferior y extienda la cadera.

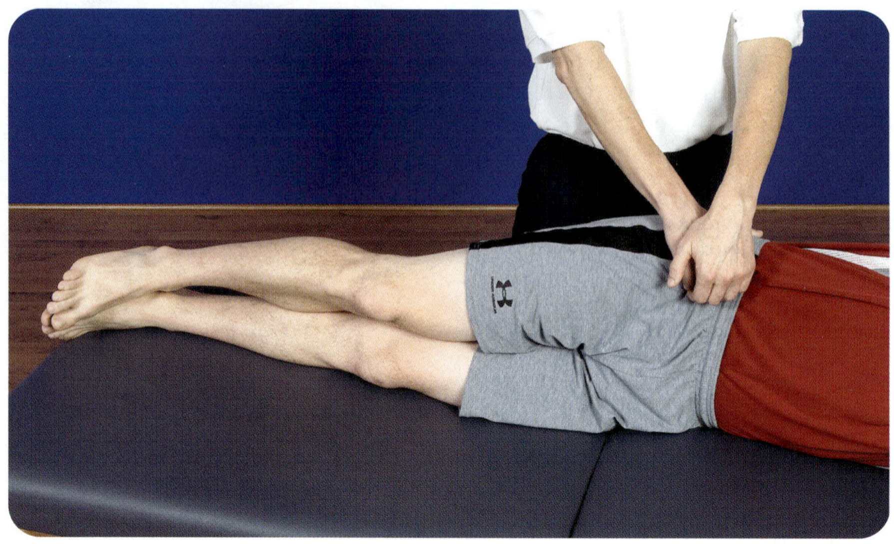

➤ Consúltense las instrucciones completas para realizar este estiramiento en las páginas 110 y 111.

Músculo tibial anterior

Mientras el tobillo del paciente está flexionado dorsalmente, fijar el tibial anterior mediante, por ejemplo, el codo. Mantener la fijación y solicitar a la persona que ponga los dedos de punta. Entonces soltar la fijación y elegir una nueva posición, un poco más distal, para realizar la segunda fijación.

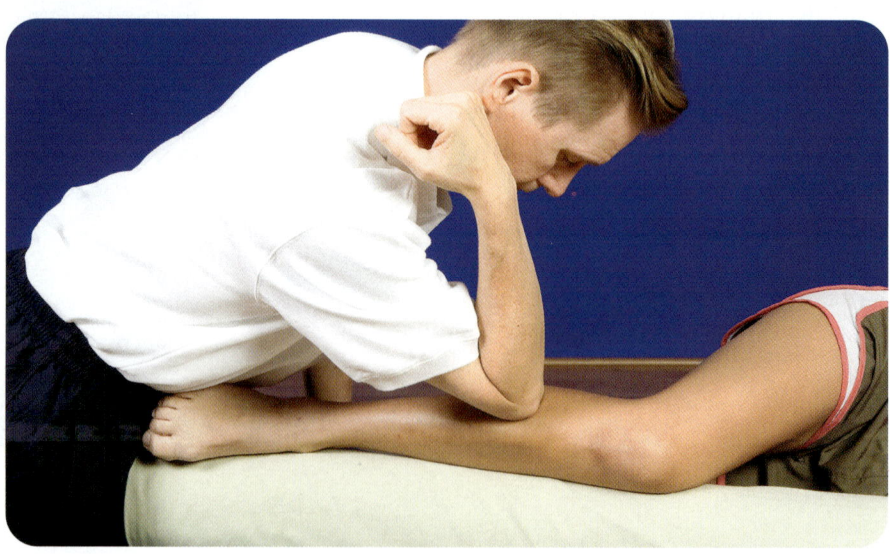

➤ Consúltense las instrucciones completas para realizar este estiramiento en las páginas 104 y 105.

Músculos peroneos

Con el paciente de costado, solicitarle que evierta el pie. Fijar el músculo, que ahora está en posición acortada. Mientras se mantiene la fijación, solicitar a la persona que invierta su pie. Trabajar sobre el músculo en una línea única en forma descendente, desde proximal hacia distal, de modo que la persona sienta el estiramiento y esté confortable.

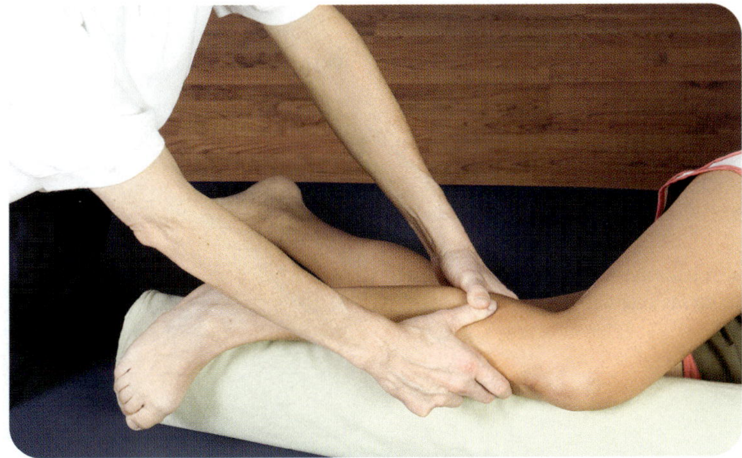

➤ Consúltense las instrucciones completas para realizar este estiramiento en las páginas 106 y 107.

Músculos glúteos

Con el paciente de costado, la cadera en posición neutra, fijar los glúteos mediante el antebrazo cerca del codo, dirigiendo la presión hacia el sacro. Mientras se mantiene la fijación, solicitar a la persona que flexione la cadera. Repetir la maniobra durante algunos minutos, trabajando sobre el área que ésta sienta más beneficiosa.

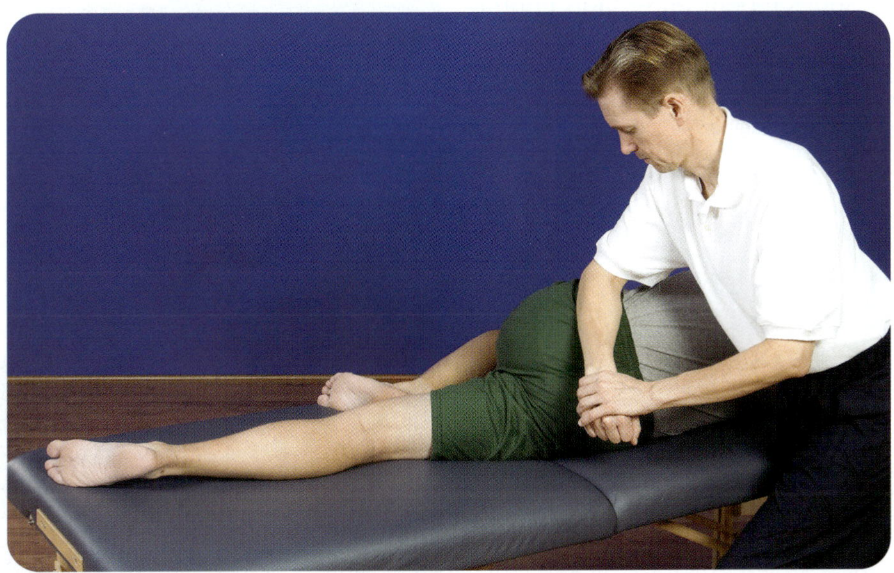

➤ Consúltense las instrucciones completas para realizar este estiramiento en las páginas 108 y 109.

Músculo cuádriceps femoral

Con el paciente sentado, solicitarle que estire la pierna, lo cual extiende la rodilla. Una vez que el músculo está activamente acortado de este modo, fijar el cuádriceps femoral. Mientras se mantiene la fijación, solicitar a la persona que flexione la rodilla. Una vez que la rodilla está flexionada, liberar la fijación y repetir, colocando una nueva fijación un poco más distal a la primera. Trabajar sobre el cuádriceps femoral en forma descendente desde la cadera hasta la rodilla.

➤ Consúltense las instrucciones completas para realizar este estiramiento en las páginas 100 y 101.

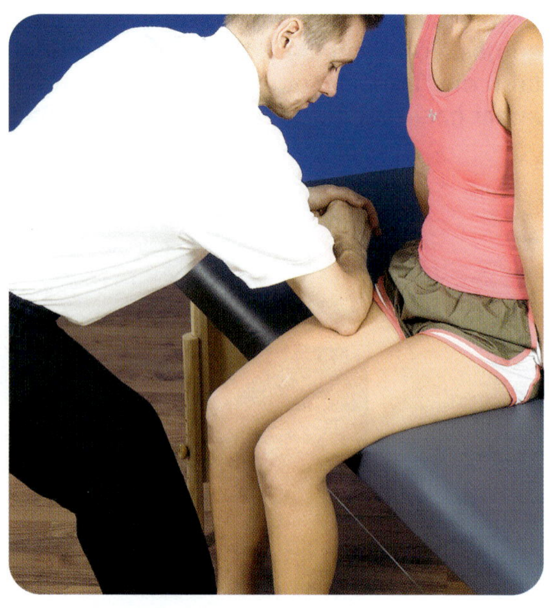

Porción superior del trapecio

Con el paciente sentado, fijar las fibras superiores del trapecio. Mientras se mantiene la fijación, solicitar a la persona que flexione el cuello lateralmente hasta sentir un estiramiento agradable. Reiterar tres veces y después repetir en el lado contralateral.

➤ Consúltense las instrucciones completas para realizar este estiramiento en la página 74.

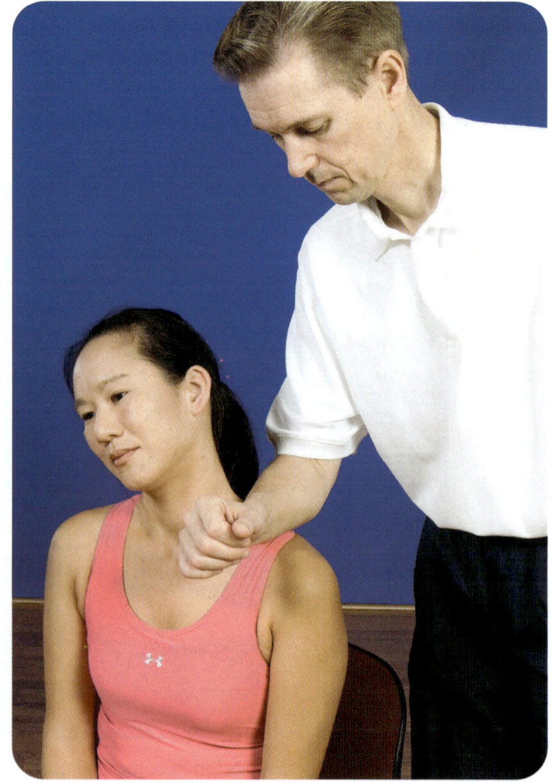

Músculos escalenos

Con el paciente sentado, fijar suavemente con los dedos los escalenos. Solicitar a la persona que rote la cabeza en dirección opuesta a la de la fijación hasta sentir un estiramiento agradable de los tejidos. Repetir tres veces en cada lado, derecho e izquierdo.

➤ Consúltense las instrucciones completas para realizar este estiramiento en la página 76.

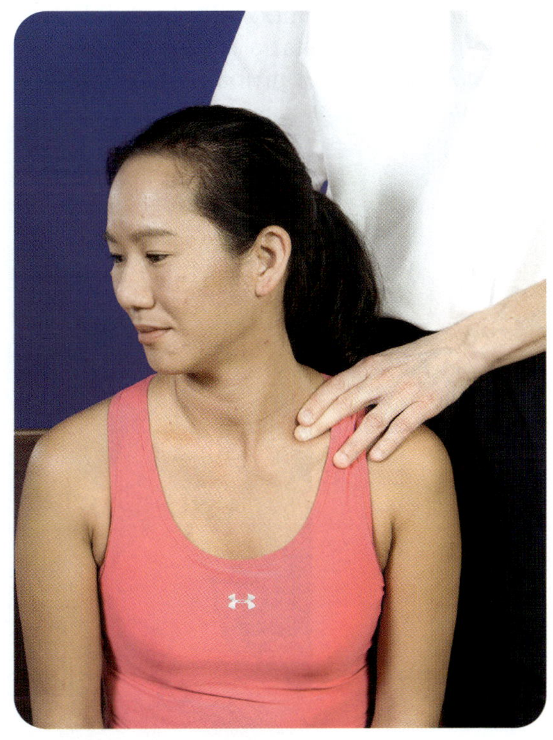

Músculo elevador de la escápula

Localizar y fijar el elevador de la escápula. Mientras se mantiene la fijación, solicitar al paciente que rote la cabeza alrededor de 45° y que entonces baje el mentón para mirar hacia el piso. Solicitarle que reitere este estiramiento tres veces; entonces, repetirlo en el lado contralateral.

➤ Consúltense las instrucciones completas para realizar este estiramiento en las páginas 72 y 73.

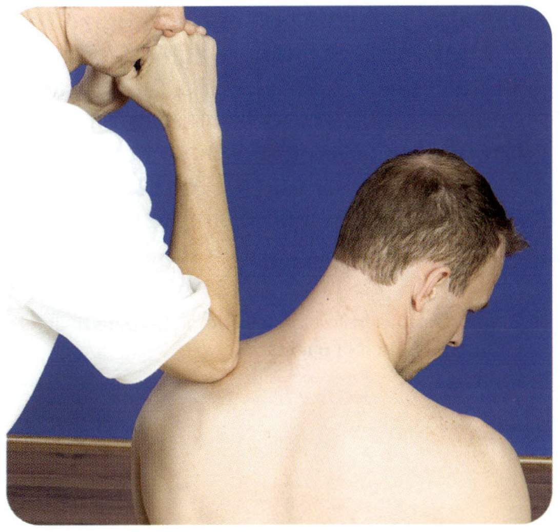

Músculo erector de la columna (espinal)

Con el paciente sentado, fijar los tejidos en la región mediotorácica. Mientras se mantiene la fijación, solicitar a la persona que flexione el cuello. Soltar y repetir, colocando la fijación un poco por arriba de la primera.

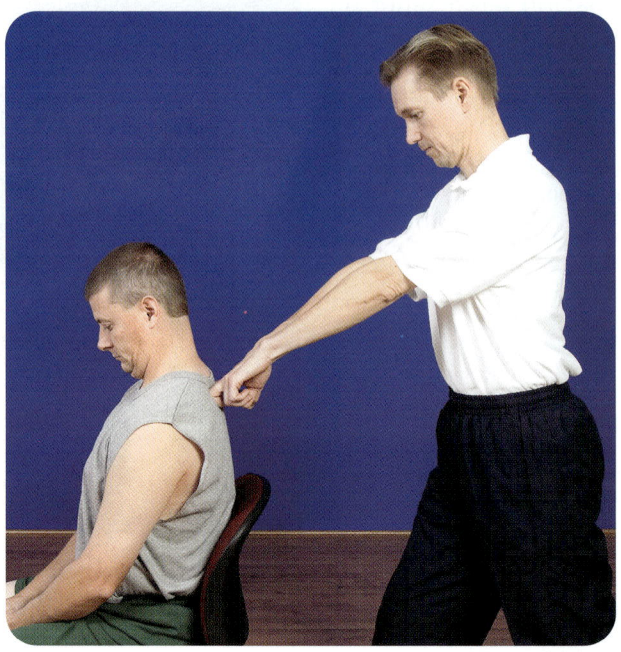

➤ Consúltense las instrucciones completas para realizar este estiramiento en la página 75.

Músculos pectorales

Solicitar al paciente que cruce el brazo sobre el cuerpo, acortando activamente el pectoral mayor. Con el puño blando fijar el músculo, dirigiendo la presión hacia el esternón. Mientras se mantiene la fijación, pídale a la persona que mueva el brazo de modo tal que sienta un estiramiento en los pectorales.

➤ Consúltense las instrucciones completas para realizar este estiramiento en la página 71.

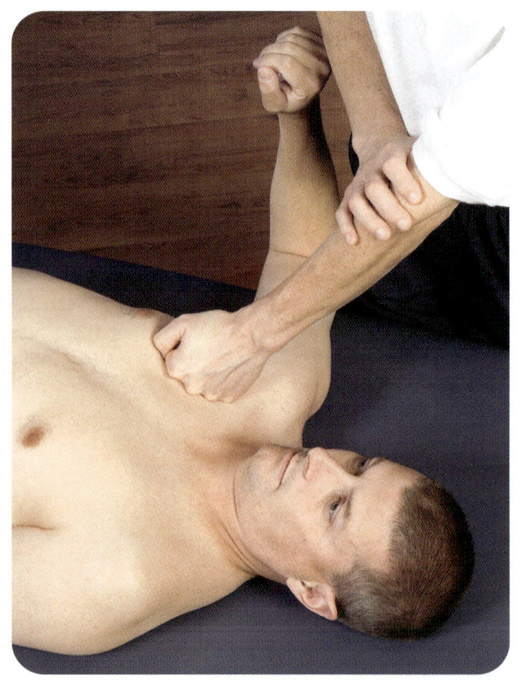

Músculos extensores de la muñeca y los dedos

Localizar el vientre de los extensores de la muñeca y los dedos solicitando al paciente que extienda la muñeca. Fijar los tejidos. Mientras se mantiene la fijación, solicitar a la persona que flexione la muñeca. Repetir sobre la cara lateral del codo donde se localizan la vientres musculares.

➤ Consúltense las instrucciones completas para realizar este estiramiento en la página 121.

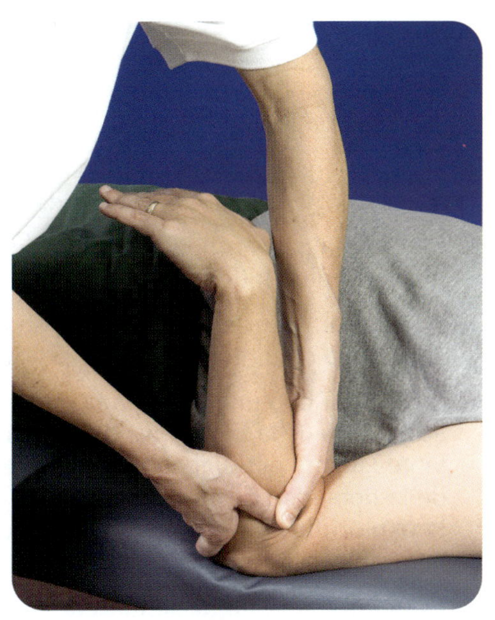

Músculos flexores de la muñeca y los dedos

Identificar los músculos solicitando al paciente que flexione la muñeca. Fijar los tejidos sobre los vientres musculares. Mientras se mantiene la fijación, solicitar a la persona que extienda la muñeca. Repetir esta secuencia de fijación, estiramiento, fijación, estiramiento sobre los vientres musculares.

➤ Consúltense las instrucciones completas para realizar este estiramiento en la página 124.

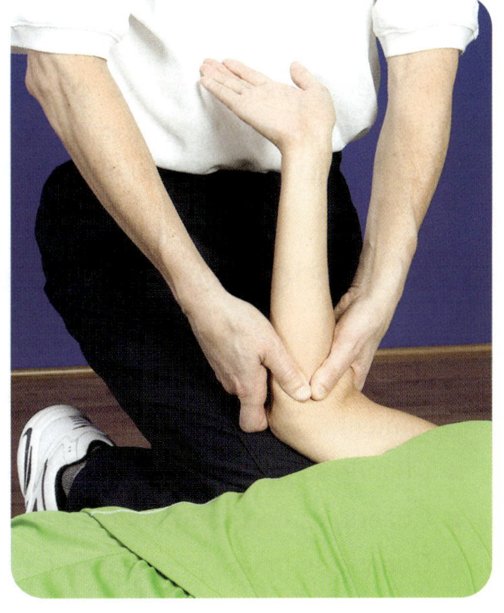

Pautas de seguridad

Las siguientes pautas ayudan a que la LTB activa-asistida sea siempre segura para el terapeuta y para el paciente:

- Se mantienen las contraindicaciones habituales de los masajes. Por ejemplo, no se debe aplicar la LTB activa-asistida a personas que tienen venas varicosas.

- Al tratar la pantorrilla y los músculos isquiocrurales, se debe evitar la presión sobre el hueco poplíteo, detrás de la rodilla.

- Al trabajar, tener en cuenta la postura y la espalda propias. Por ejemplo, evitar la flexión de la columna sin apoyo al tratar la pantorrilla.

- Al trabajar con una persona que tiene una lesión en el tibial anterior, hay que evitar la aplicación de la LTB activa-asistida a la pantorrilla. En este caso, la flexión dorsal constante fatigará el tibial anterior. Una excepción a esto puede ser el pie péndulo a causa de la debilidad de este músculo; en este caso, la aplicación de la LTB activa-asistida a la pantorrilla en realidad puede ser beneficiosa como parte de un programa destinado a fortalecer los músculos flexores dorsales del tobillo.

- Al trabajar a lo largo de la tibia y el peroné, cerciorarse de que si el paciente está de costado, su rodilla tenga un apoyo total. Si el terapeuta aplica los codos para acceder a estos músculos acintados, debe trabajar con cuidado para evitar la contusión de los tejidos contra los huesos subyacentes.

- Al estirar el cuádriceps femoral de personas con dolor anterior de la rodilla, el terapeuta debe reconocer que tal vez no pueda trabajar hasta un punto tan distal como lo hace habitualmente, lo cual se debe a que cuanto más cerca de la rodilla se aplica la fijación, mayor es el estiramiento y mayor es la presión sobre la rótula. Mientras que esto puede ser beneficioso a largo plazo para eliminar el dolor patelofemoral originado en un cuádriceps femoral tenso, podría ser doloroso durante el propio estiramiento.

- Al trabajar con los escalenos, cerciorarse de que la presión no sea excesiva. Asegurarse de contar con las observaciones sobre el tratamiento de la persona que lo recibe.

¿Cuándo está indicada la LTB activa-asistida?

En general, la LTB activa-asistida es de utilidad en las siguientes situaciones:

- Cuando se trabaja con personas a las que les resulta difícil relajarse durante el tratamiento.

- Cuando se trata a personas a las que les gusta participar en su tratamiento.

- Cuando es necesario aplicar más presión para fijar los tejidos.

- Cuando se trata a personas que no sienten los efectos de la LTB pasiva.

- Cuando se tratan músculos voluminosos como los isquiocrurales y cuádriceps femoral.

- Cuando es esencial para el terapeuta proteger sus muñecas, dedos y pulgares.

- Cuando se requiere fortalecimiento muscular, quizás después de la inmovilización de una articulación.

El cuadro 4.1 brinda algunas sugerencias sobre cuándo el tratamiento activo-asistido de algunos músculos en particular puede ser de utilidad.

Cuadro 4.1 Situaciones en las que la LTB activa asistida puede ser de utilidad

Músculo	Situación
Pantorrilla	■ Para personas que tienen las pantorrillas tensas ■ Para personas que realizan una actividad física que implica actividad de los miembros inferiores, como correr, practicar tenis o basquetbol ■ Para tratar a personas que han permanecido de pie o caminado durante períodos prolongados ■ Para aumentar la excursión articular del tobillo o la rodilla ■ Para tratar a personas que requieren un aumento de la flexión dorsal del tobillo (p. ej., personas previamente postradas en la cama que ahora tienen que ponerse de pie) ■ Para estirar los músculos de la pantorrilla de personas que usan calzado de taco alto (lo cual produce una flexión plantar excesiva y un posible acortamiento de estos músculos) ■ Para usar como parte de un programa de fortalecimiento del tibial anterior
Pie	■ Para personas que tienen fascitis plantar ■ Para personas que tienen problemas del tendón calcáneo (Aquiles)
Isquiocrurales	■ Para personas que tienen los músculos isquiocrurales acortados ■ Para personas que permanecen sentadas durante períodos prolongados, como los conductores de vehículos o los dactilógrafos ■ Para personas que realizan una actividad física que implica el uso de los miembros inferiores, como practicar ciclismo, correr o practicar basquetbol ■ Para aumentar la excursión articular de la rodilla ■ Para personas que tienen una lordosis lumbar excesiva ■ Con autorización médica, después de una cirugía o inmovilización de la rodilla
Ilíaco	■ Para personas que tienen tensos los músculos flexores de la cadera ■ Para personas que realizan una actividad física que exige flexión repetitiva o prolongada de la cadera, como correr, remar, practicar ciclismo o equitación ■ Para personas que permanecen sentadas durante períodos prolongados, como los conductores de vehículos ■ Para aumentar la extensión de la cadera ■ Para personas que practican motociclismo durante períodos prolongados
Tibial anterior	■ Para personas que tienen tensos los músculos tibiales anteriores ■ Para personas que realizan actividades deportivas que exigen flexión dorsal repetida o prolongada del tobillo, como correr o practicar tenis ■ Después de caminar en pendiente hacia arriba durante períodos prolongados ■ Después de permanecer de pie durante períodos prolongados ■ Para ayudar a aumentar la flexión plantar, si es que esto fuera necesario, después de una inmovilización de la articulación del tobillo
Peroneos	■ Para personas que tienen los peroneos tensos, a menudo aquellas con "pie plano" ■ Para ayudar a aumentar la inversión después de una inmovilización de la articulación del tobillo ■ Para personas que realizan una actividad física que supone actividad de los músculos de la pierna ■ Para personas proclives a evertir el tobillo en forma reiterada, como los jinetes

(Continúa)

Cuadro 4.1 *(Continuación)*

Músculo	Situación
Glúteos	■ Para personas que realizan una actividad física que implica la extensión o abducción repetitiva o prolongada de la cadera, como correr, saltar o practicar patinaje sobre hielo
Cuádriceps femoral	■ Para personas que tienen el cuádriceps femoral tenso ■ Para personas que realizan una actividad física que implica actividad de los miembros inferiores, como practicar ciclismo, correr o saltar ■ Para aumentar la amplitud de movimiento de la rodilla ■ Para aumentar la flexión de la rodilla
Porción descendente del m. trapecio, m. elevador de la escápula, m. erector de la columna	■ Para personas que tienen los músculos del cuello tensos ■ Para personas que permanecen sentadas durante períodos prolongados, como los escritores, los choferes de vehículos y los dactilógrafos ■ Para los cantantes ■ Para aumentar la amplitud de los movimientos del cuello ■ Para el tratamiento posterior a una inmovilización del cuello ■ Durante las rutinas de masajes en posición sentada, cuando las llevan a cabo terapeutas idóneos ■ Para personas que sufren cefaleas a causa de un aumento de la tensión muscular ■ Para personas que requieren tratamiento después de una inmovilización de la escápula o como parte del proceso de rehabilitación posterior a una lesión del hombro, especialmente para la porción superior del trapecio y el elevador de la escápula ■ Para todo el que lleve a cabo actividades repetitivas o prolongadas del hombro, especialmente aquellas que suponen movimientos por encima de la cabeza, como practicar tenis, nadar o practicar *bowling* por encima de la cabeza ■ Para personas que mantienen una postura estática durante períodos prolongados, como los pintores, los artistas y los modelos
Pectorales	■ Para personas que tienen los pectorales tensos ■ Para personas que tienen una postura cifótica ■ Para aumentar la extensión horizontal a la altura del hombro ■ Como tratamiento posterior a una inmovilización de la articulación del hombro (cuando la persona ha usado un cabestrillo, por ejemplo) ■ Para personas que llevan a cabo movimientos repetidos o prolongados del hombro, especialmente aquellas actividades que requieren aducción, flexión anterior y flexión horizontal del hombro, como escalada en roca, practicar deportes de raqueta o nadar ■ Para personas que mantienen una flexión anterior del hombro prolongada, como los ciclistas o los choferes
Extensores y flexores de la muñeca y los dedos	■ Para músicos cuya ejecución instrumental requiere movimientos repetidos de los dedos, como guitarristas, pianistas, flautistas o trompetistas ■ Para el tratamiento de la epicondilitis (extensores) ■ Para el tratamiento de la epitrocleítis (flexores) ■ Para personas que hacen flexiones repetitivas o prolongadas, como los dactilógrafos, los choferes o aquellos que cargan peso ■ Para personas que practican deportes que requieren fuerza de puño, como escalada en roca o remar ■ Para masoterapeutas ■ Para el tratamiento posterior a una inmovilización de la muñeca o el codo

Preguntas

1. ¿Quién trabaja en la LTB activa-asistida: la persona que recibe el tratamiento, el terapeuta o ambos?

2. ¿Para qué clase de personas podría ser de utilidad la LTB activa-asistida?

3. ¿Por qué esta forma de LTB es valiosa para la rehabilitación después de la inmovilización de una articulación?

4. ¿Cuál es la mayor diferencia que existe entre la LTB pasiva y la activa asistida?

5. ¿Por qué es conveniente evitar la alternancia entre la LTB pasiva y la activa-asistida la primera vez que se trabaja con una persona?

Liberación de tejidos blandos activa

La LTB pasiva y la activa-asistida son técnicas que usted usa como terapeuta cuando trata sus pacientes. En este capítulo, el terapeuta descubrirá cómo llevar a cabo la LTB activa, una técnica que podría aplicarse a sí mismo o enseñar a utilizar a las personas que trata como parte de un programa de atención domiciliaria. En él se incluyen breves descripciones de las claves para sostener cada músculo, los movimientos y las posturas que se usan para tratar ocho músculos, acompañadas de fotografías, junto con algunas pautas de seguridad y un cuadro ilustrativo de las posibles indicaciones de la LTB activa. Como en los dos capítulos anteriores, las respuestas a las Preguntas ayudarán al lector a precisar cuánto aprendió del modo en que se aplica la LTB activa.

Introducción

Es posible llevar a cabo la liberación de tejidos blandos activa en muchos de los músculos del cuerpo. Para hacerlo, la persona debe aplicarse la fijación y practicarse el estiramiento a sí misma, sin la asistencia de ningún terapeuta. A diferencia de lo que sucede en la liberación de tejidos blandos pasiva, el músculo en tratamiento experimentará un acortamiento activo y no pasivo, lo cual significa que la fijación se aplicará a un músculo contraído y no relajado. No obstante, la técnica parece efectiva para relajar las tensiones del músculo y es valiosa como solución rápida cuando no se puede contar con el terapeuta.

¿Cómo realizar la LTB activa?

Para llevar a cabo la LTB activa hay que seguir los siguientes pasos:

1. Identificar el músculo que se va a estirar y la dirección de las fibras.

2. Acortar el músculo, lo cual significa contraerlo en forma concéntrica. El modo de hacerlo dependerá del músculo en tratamiento. Cuando se trabaja con los músculos isquiocrurales, por ejemplo, hay que flexionar la rodilla; cuando se trabaja con el trí-

ceps braquial, hay que extender el codo. No es necesario contraer el músculo completamente. En realidad, en algunos casos, esto imposibilita la LTB. Por ejemplo, si se flexiona el codo completamente para contraer el bíceps braquial, no será posible fijar el músculo porque no se contará con el espacio necesario para hacerlo.

3. Con el músculo suavemente acortado, fijar las fibras. Empezar proximalmente, lo más cerca posible del origen del músculo.

4. Una vez que las fibras están fijadas, alargar el músculo en forma activa. Mantener la fijación durante todo el movimiento.

5. Una vez que el músculo está alargado, quitar la fijación.

6. Acortar el músculo nuevamente.

7. Elegir un nuevo sitio para aplicar la fijación, un poco más distal que el primero. Repetir.

Detenerse al alcanzar los tendones distales del músculo. Si se ha llevado a cabo la LTB en forma correcta, se debe sentir cada vez más el estiramiento a medida que se progresa desde proximal hacia distal sobre el músculo.

CONSEJO PRÁCTICO

Para practicar la LTB realmente bien, es necesario conocer los músculos y sus acciones. Si es necesario, hay que tener un texto de anatomía a mano mientras se avanza con la lectura de esta obra.

La LTB activa como parte de un programa de atención domiciliaria

La LTB activa es una técnica valiosa para compartir con los pacientes como parte de su programa de atención domiciliaria. Después de todo, si se trata a la persona una vez por semana, ella tiene todavía otros seis días para ocuparse de su afección. Algunos consejos prácticos sobre cómo aplicar la LTB pueden ayudar al paciente a tratar la afección subyacente y mantenerla comprometida con su propia rehabilitación. Además, muchos terapeutas creen que es de utilidad aplicar la LTB a sus propios antebrazos, los cuales, a pesar de que se trabaje bien, con frecuencia se tensan en forma excesiva y comienzan a presentar puntos gatillo.

Claves para sostener cada músculo, movimientos y posturas

A continuación se ilustran ocho regiones anatómicas que se prestan para recibir la LTB activa: la fascia plantar del pie, los músculos isquiocrurales y cuádriceps femoral, la pantorrilla, los músculos extensores y flexores de la muñeca y los dedos, bíceps braquial y tríceps braquial. Se pueden encontrar instrucciones detalladas para realizar estos estiramientos en los capítulos 6 a 8, y allí se las puede comparar con las correspondientes a las técnicas pasiva y activa-asistida.

Pie

Sentarse y colocar el pie sobre una pelota de tenis o una pelota terapéutica con puntas, con el tobillo en posición neutra. Extender suavemente los dedos, manteniendo el tobillo en dorsiflexión. Trabajar sobre la planta, moviendo la pelota para determinar qué lugar de la fascia está tenso y se beneficiaría más del estiramiento.

➤ Consúltense las instrucciones completas para realizar este estiramiento en las páginas 98 y 99.

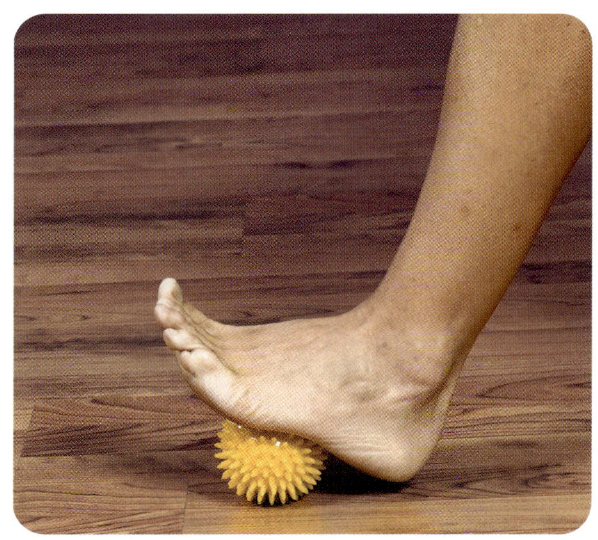

Músculos isquiocrurales

Tenderse de espaldas, acortar los músculos mediante la flexión de la rodilla y colocar una pelota de tenis sobre parte de los músculos isquiocrurales. Mientras se mantiene la pelota como muestra la figura, extender suavemente la rodilla. Colocar la primera fijación (mediante la pelota) cerca del isquion y trabajar gradualmente hacia la rodilla en forma descendente con fijaciones sucesivas.

➤ Consúltense las instrucciones completas para realizar este estiramiento en las páginas 86 y 87.

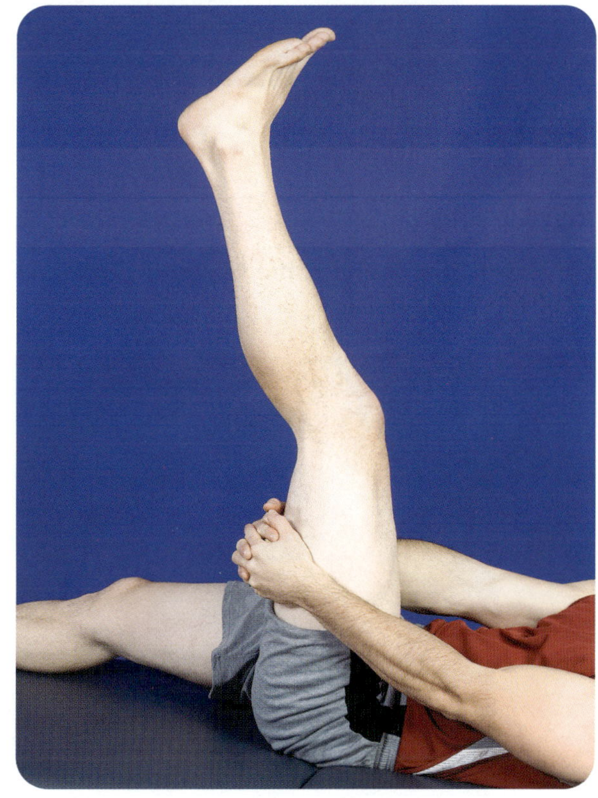

Músculo cuádriceps femoral

Recostada boca abajo, la persona debe colocar la pelota en diferentes zonas del muslo, y advertir dónde se siente el mayor estiramiento. Primero debe colocar la pelota cerca de la cadera y trabajar en dirección de la rodilla con fijaciones sucesivas.

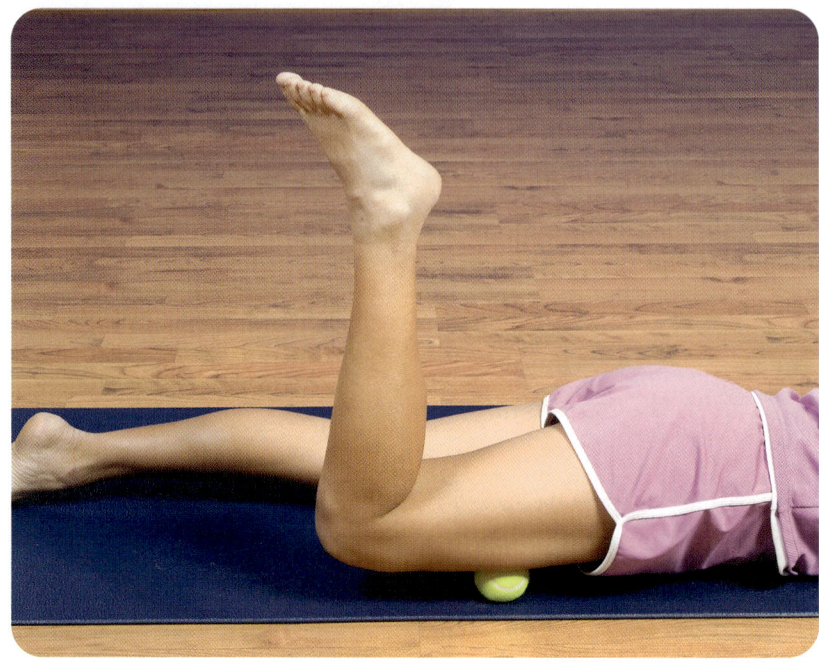

➤ Consúltense las instrucciones completas para realizar este estiramiento en las páginas 102 y 103.

Pantorrilla

Colocar la pantorrilla sobre la pelota, como muestra la figura. Flexionar dorsalmente el tobillo con suavidad.

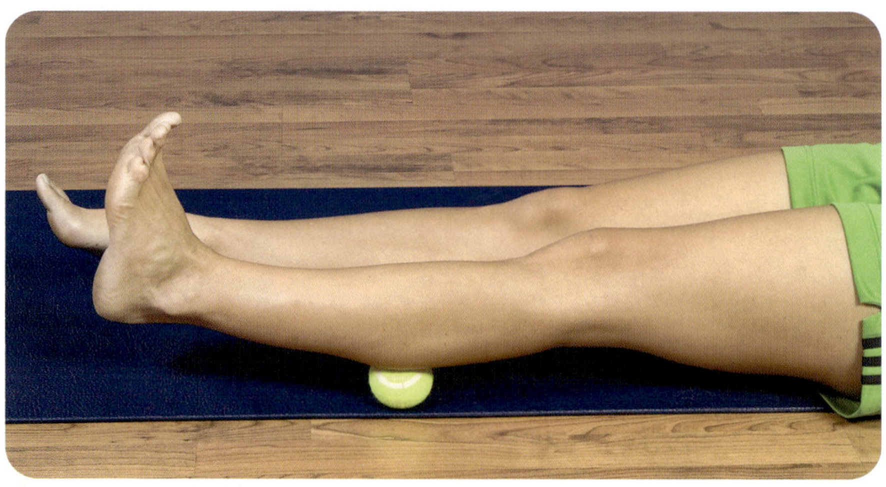

➤ Consúltense las instrucciones completas para realizar este estiramiento en la página 95.

Músculos extensores de la muñeca y los dedos

Localizar los vientres de los extensores de la muñeca y los dedos. Fijar suavemente los tejidos con la muñeca en extensión. Mientras se mantiene la fijación, flexionar suavemente la muñeca. Trabajar a lo largo de los extensores de la muñeca desde proximal (cerca del codo) hacia distal (cerca de la muñeca).

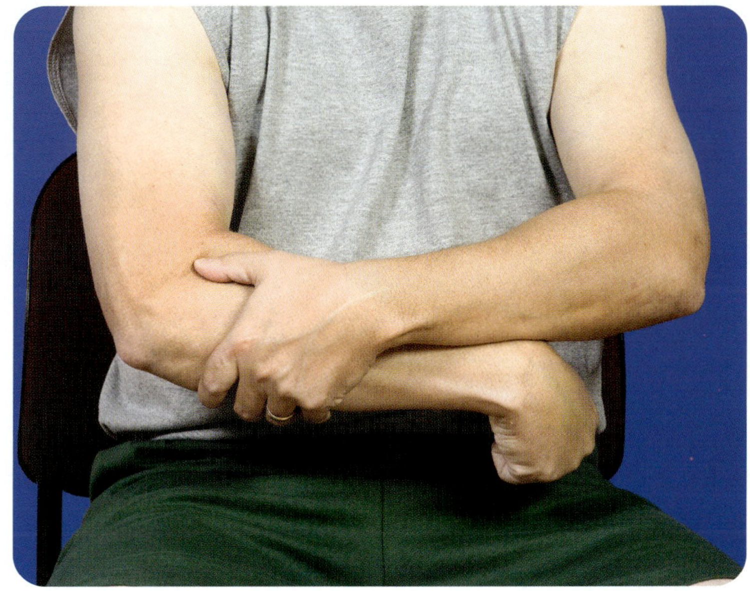

➤ Consúltense las instrucciones completas para realizar este estiramiento en la página 122.

Músculos flexores de la muñeca y los dedos

Identificar los vientres de los flexores de la muñeca y los dedos. Con la muñeca en flexión, fijar suavemente el área tirando de los tejidos sutilmente hacia el codo. Mientras se mantiene la fijación, extender suavemente la muñeca. Trabajar desde el codo hacia la muñeca.

➤ Consúltense las instrucciones completas para realizar este estiramiento en las páginas 125 y 126.

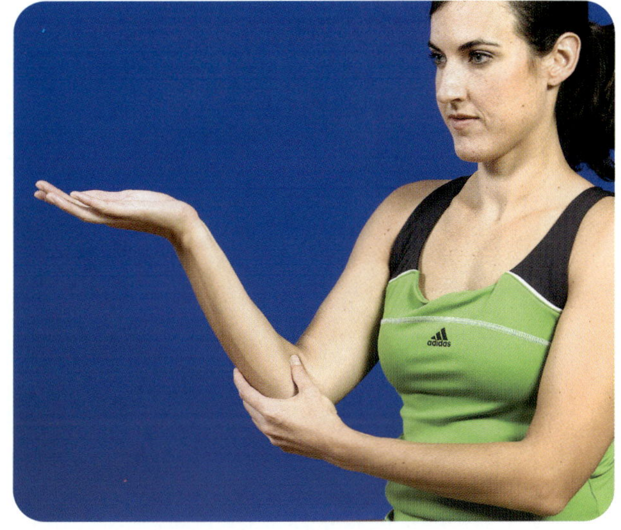

Músculo bíceps braquial

Con el brazo en flexión, tomarse suavemente el bíceps braquial. Extender el codo suavemente mientras se mantiene el músculo sujeto.

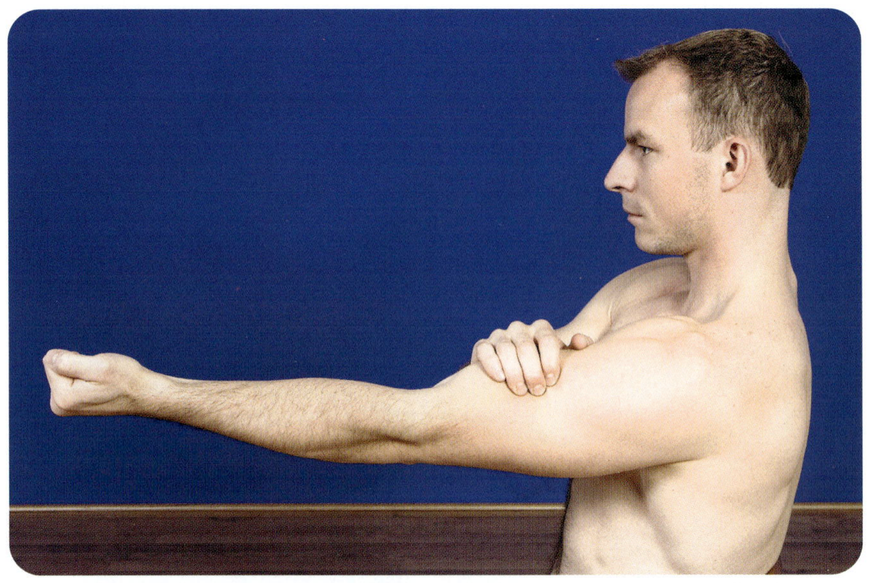

➤ Consúltense las instrucciones completas para realizar este estiramiento en la página 119.

Músculo tríceps braquial

Extender el brazo y tomar el tríceps braquial. Mientras se mantiene la fijación, flexionar suavemente el codo.

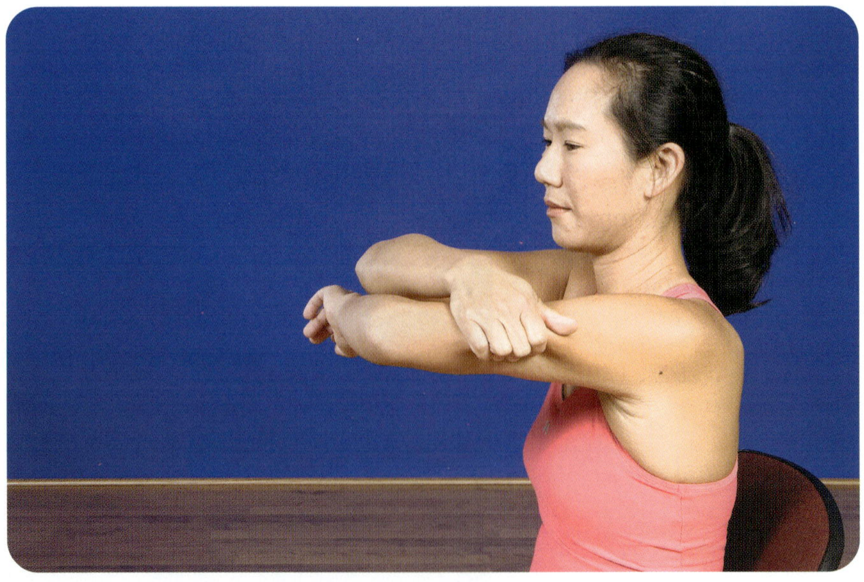

➤ Consúltense las instrucciones completas para realizar este estiramiento en las páginas 116 y 117.

Pautas de seguridad

La LTB activa es segura y eficaz. Sin embargo, conviene tener en cuenta ciertas precauciones antes de practicarla, debido especialmente a que, en algunos casos, puede ejercerse muchísima presión sobre los tejidos.

- Evitar la práctica de la LTB activa en caso de haber sufrido una lesión en forma reciente o si se desarrollan hematomas con facilidad.

- No transferir todo el peso corporal sobre la pelota de tenis o la pelota terapéutica al aplicar la LTB a la fascia plantar, y nunca tratar de pararse sobre la pelota.

- Si utiliza la LTB para tratarse a sí mismo por una fascitis plantar, un codo de golfista o un codo de tenista, proceder con cautela: aplicar la técnica suavemente durante un máximo de tres minutos. La mayoría comprobará que la LTB activa alivia algunas de las molestias ocasionadas por estas afecciones. Sin embargo, si la afección parece agravarse dentro de las 12 horas, no repetir la aplicación. Evitar el uso de la LTB activa si hay una falta de sensibilidad en el área que se desea tratar.

- Tener cuidado de no trabajar en exceso sobre un área. Aunque la liberación de tejidos blandos es un método excelente para estirar los músculos, hay que detenerse después de haber aplicado el procedimiento dos o tres veces sobre la misma área. Evaluar cómo se siente esa área al día siguiente. Si duele, no repetir la LTB.

- Tener cuidado cuando se utiliza la LTB para ayudar a alargar los tejidos que actúan sobre una articulación que ha estado inmovilizada. La integridad de la piel puede estar comprometida en este momento. La piel puede ser especialmente frágil si se ha estado enyesado, por ejemplo.

- Evitar la aplicación de una LTB activa intensa antes de una práctica deportiva. Aunque tal vez sea tentador usar la técnica para estirar los músculos isquiocrurales antes de una carrera, por ejemplo, es conveniente evitar el estiramiento intenso porque podría disminuir la potencia muscular.

- Tener cuidado cuando se utilizan los propios pulgares para fijar los tejidos, como cuando se tratan los músculos flexores y extensores de la muñeca, que son relativamente pequeños y requieren poca presión para fijarse durante el estiramiento. Si se comprueba que la aplicación de este tipo de LTB produce dolor en los pulgares, someterse a la LTB pasiva o buscar un método alternativo para fijar los tejidos.

¿Cuándo está indicada la LTB activa?

La LTB puede usarse directamente a través de la ropa en todo el cuerpo como parte de una rutina general de estiramiento. También es valiosa para tratar puntos gatillo: puede colocarse sobre ellos una pelota o un instrumento masoterapéutico y aplicarse presión antes del estiramiento.

El cuadro 5.1 brinda algunas sugerencias sobre cuándo el tratamiento activo asistido de algunos músculos en particular puede ser de utilidad.

Cuadro 5.1   Situaciones en las que la LTB activa puede ser de utilidad

Músculo	Situación
Fascia plantar	■ Para tratar una fascitis plantar ■ Después de permanecer de pie durante períodos prolongados ■ Después de realizar actividad física, como correr o caminar ■ Para tratar calambres musculares del pie ■ Para ayudar a recobrar la flexibilidad en la fascia plantar después de una lesión tal como un esguince de tobillo ■ Para ayudar a recobrar la flexibilidad en los músculos del pie después de una inmovilización por yeso, como en los casos de ruptura del tendón calcáneo (de Aquiles)
Isquiocrurales	■ Para tratar la tensión de los músculos isquiocrurales ■ Después de permanecer sentado durante períodos prolongados ■ Para aumentar la extensión de la articulación de la rodilla después de su inmovilización
Cuádriceps femoral	■ Después de realizar una actividad física que implica la actividad del cuádriceps femoral, como caminar, correr o subir escaleras ■ Después de permanecer de pie durante períodos prolongados
Pantorrilla	■ Después de realizar una actividad física que implica una gran actividad de los músculos de la pantorrilla, como practicar tenis, correr o practicar basquetbol ■ Después de la inmovilización del tobillo
Extensores y flexores de la muñeca y los dedos	■ Para dactilógrafos ■ Para tenistas (extensores), golfistas (flexores) y conductores de vehículos (flexores) ■ Después de llevar cargas pesadas ■ Para personas que practican deportes que requieren empuñar, como escalar montañas o remar ■ Para masoterapeutas ■ Después de la inmovilización de la muñeca o el codo
Bíceps braquial	■ Para cualquier actividad que requiera flexión prolongada o repetitiva del codo, como remar, cavar o llevar peso ■ Después de la inmovilización del codo o el hombro
Tríceps braquial	■ Para cualquier actividad que implique extensión prolongada o repetitiva del codo, como el tenis ■ Para masoterapeutas ■ Después de la inmovilización del codo o el hombro

Preguntas

1. ¿Cómo se acorta el músculo sobre el que se quiere trabajar?

2. ¿Primero se contrae y después se fija, o al revés?

3. ¿Cómo se trabaja a lo largo del músculo?

4. ¿Se puede usar la LTB si uno desarrolla hematomas con facilidad?

5. ¿Durante cuánto tiempo se puede aplicar la LTB sobre un músculo?

PARTE III

Aplicaciones de la liberación de tejidos blandos

Los tres capítulos de la parte III proporcionan información detallada sobre el modo de aplicación de ésta a diversos músculos del cuerpo. En el capítulo 6, el terapeuta aprenderá cómo aplicar esta técnica a algunos músculos del tronco, como el romboides, los pectorales, el elevador de la escápula, las fibras superiores del trapecio, el erector de la columna y los escalenos. El capítulo 7 se enfoca en los miembros inferiores; el terapeuta aprenderá las técnicas para usar en los músculos isquiocrurales, la pantorrilla, el pie, el cuádriceps femoral, el tibial anterior, los peroneos, los glúteos y el ilíaco. El capítulo 8 brinda ejemplos sobre el modo de aplicar la LTB a los músculos de los miembros superiores; describe algunos estiramientos para el bíceps braquial, el tríceps braquial y los flexores y extensores de la muñeca y los dedos.

Cada capítulo contiene un cuadro sinóptico que detalla qué tipos de LTB pueden usarse para cada músculo. Hay fotografías que muestran la posición inicial y la posición final, y se dan algunas pautas detalladas junto con la descripción de las ventajas y desventajas de cada estiramiento. Hay múltiples y ventajosos consejos prácticos e incluso algunos apartados titulados "En la práctica", con ejemplos sobre cómo algunos de los estiramientos se han usado en situaciones reales. Como siempre, hay una sección de Preguntas con las cuales el lector puede autoevaluarse al final de cada capítulo. Estos capítulos pueden usarse en cualquier orden como ayuda para dominar los tres tipos de LTB.

Liberación de tejidos blandos en el tronco

Este capítulo proporciona una idea general sobre la aplicación de la liberación de tejidos blandos en el tronco. En él, el terapeuta encontrará algunas comparaciones entre las aplicaciones de la LTB pasiva, activa-asistida y activa a cada uno de los grandes grupos musculares del tronco. No obstante, debe observar que no todas las versiones de esta técnica pueden ser aplicadas a todos los grupos musculares (véase el cuadro 6.1). En realidad, la LTB activa rara vez se usa para tratar los músculos del tronco que aquí se enumeran.

Cuadro 6.1 Tipos de LTB que se aplican a los músculos del tronco

Músculo	TIPOS DE LTB		
	Pasiva	Activa-asistida	Activa
Romboides	✓	–	–
Pectorales	✓	✓	–
Elevador de la escápula	–	✓	–
Parte superior del trapecio (porción descendente)	–	✓	–
Erector de la columna	–	✓	–
Escalenos	–	✓	–

■ **LTB pasiva**: Es beneficioso aplicar la LTB en forma pasiva a los romboides y a los pectorales. Sin embargo, al trabajar con los tejidos del cuello, la LTB activa-asistida es un método más apropiado: da a la persona un dominio sobre los movimientos de su propio cuello y, por lo tanto, sobre el grado de estiramiento recibido.

- ***LTB activa-asistida***: Esta técnica constituye un valioso método para estirar en forma segura los pectorales, el elevador de la escápula, las fibras superiores del trapecio, el erector de la columna y los escalenos. Puede usarse sobre los romboides pero, con la persona en pronación, estos músculos se fatigan rápidamente. La aplicación de la LTB activa-asistida a los romboides también le dificulta al terapeuta fijar firmemente los tejidos musculares, que son relativamente pequeños y se acortan cuando se contraen en forma concéntrica. Por estas razones, no se incluyen las ilustraciones de la aplicación de la LTB activa-asistida a los romboides.

- ***LTB activa:*** Si bien es frecuente incluir a los músculos del tronco en una rutina general de estiramiento, en general estos músculos no se estiran mediante la LTB activa, debido a que es bastante difícil fijar los tejidos correctamente sin tensionar otras partes del cuerpo.

En las páginas siguientes aparecen instrucciones detalladas para aplicar la LTB pasiva, activa-asistida y activa a muchos de los músculos del tronco, y algunos consejos prácticos que podrían ayudar en la aplicación de estas técnicas.

LTB pasiva: romboides con el paciente acostado boca abajo

Primer paso: Haga que el paciente se recueste boca abajo sobre una camilla de manera tal que pueda flexionar el hombro. Para ello, es necesario que se coloque de modo que su brazo cuelgue de la camilla. Una manera segura de lograr esto es hacer que el paciente se acueste en diagonal sobre la camilla, con los pies dirigidos hacia el lado opuesto al miembro a trabajar. Con el paciente en esta posición, acortar los romboides retrayendo la escápula en forma pasiva.

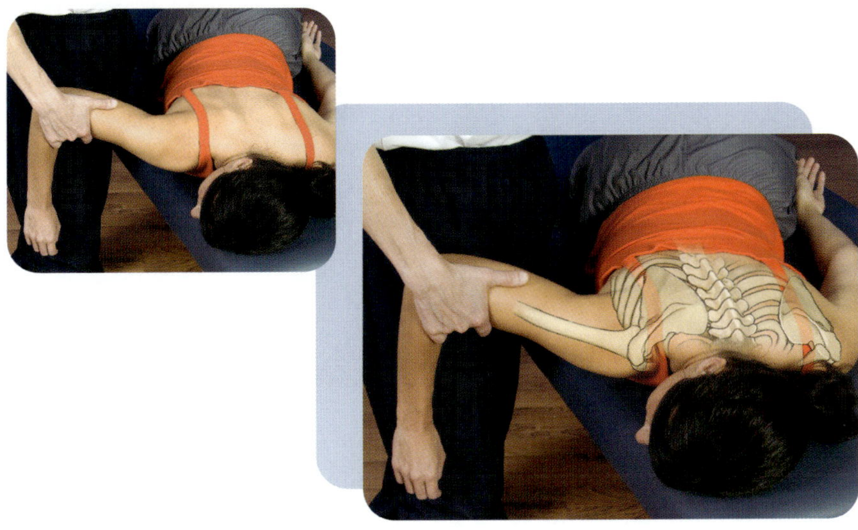

Segundo paso: Mientras se sostiene el brazo de la persona para mantener los romboides acortados en forma pasiva, fijarlo suavemente, dirigiendo la presión hacia la columna. Como puede apreciarse en la ilustración del esqueleto, las costillas están curvadas hacia fuera. Por lo tanto, es importante dirigir la presión hacia la columna y no en forma perpendicular porque al presionar sobre las costillas la persona podría sentir molestias.

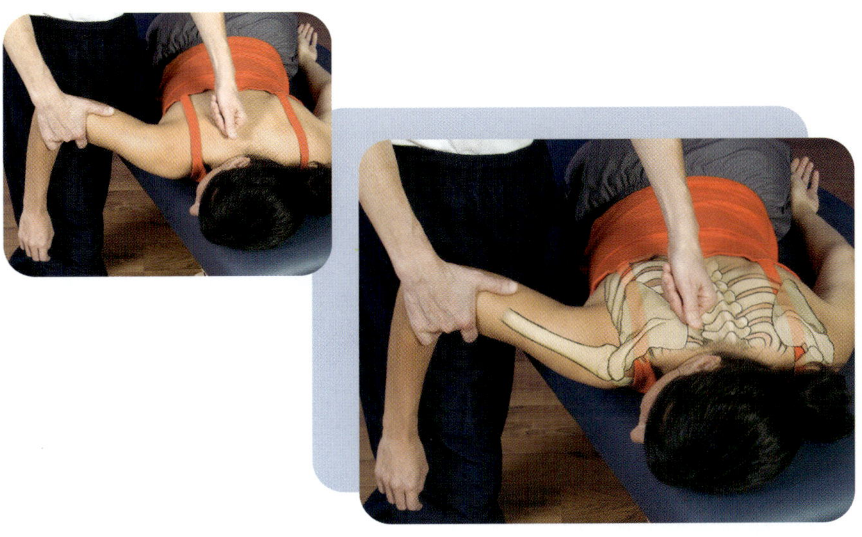

Tercer paso: Mientras se mantiene la fijación, flexionar suavemente el brazo de la persona hacia abajo de modo tal que la escápula protruya sobre la caja torácica, estirando el romboides.

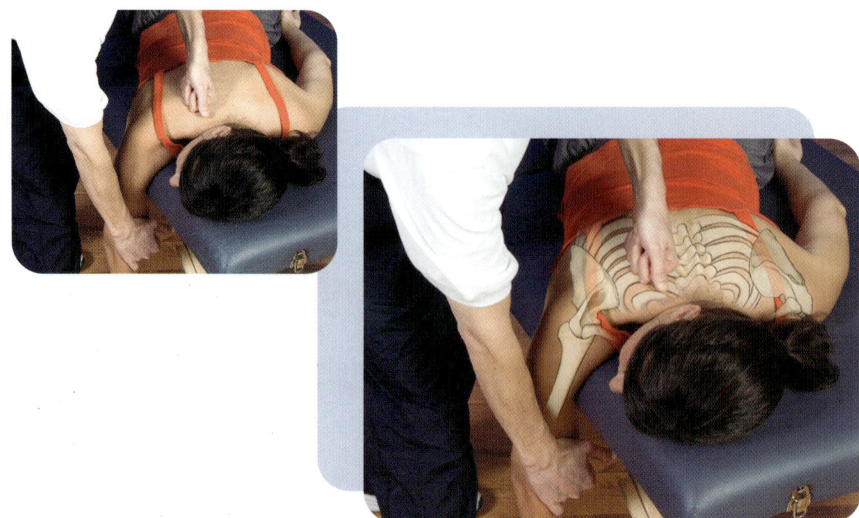

Los romboides constituyen un grupo relativamente pequeño de músculos y no se puede trabajar sobre ellos en línea como se lo puede hacer sobre otros músculos. Fijarlos en cualquier otro punto mientras se repite el procedimiento.

CONSEJO PRÁCTICO

Tal vez sea necesario que el paciente cambie de posición para asegurar la flexión del hombro. Si la persona no se coloca correctamente, esta técnica puede generar presión sobre el plexo braquial, en la axila, lo cual podría ser desagradable.

Si al terapeuta le resulta molesto para la muñeca usar el puño, debe probar con el antebrazo para realizar la fijación. Los codos deben usarse con cautela sobre esta región ósea.

EN LA PRÁCTICA

Aplicar la LTB activa-asistida al romboides con el paciente acostado boca abajo me resultó especialmente útil para tratar a una remera que tenía una gran musculatura. Mediante la combinación de esta técnica con numerosos masajes con aceite, pude lograr un buen efecto palanca sobre la musculatura y usar el codo para localizar el estiramiento en áreas específicas de tensión. Sin embargo, tuve que trabajar a través de una toallita porque era muy difícil lograr una fijación firme sobre la piel desnuda.

Ventaja: Se logra un considerable efecto palanca y se pueden fijar bien los músculos.

Desventajas: Si la persona no se coloca en forma correcta, esta técnica puede generar una presión desagradable sobre el plexo braquial, en la axila.

- Se debe tener cuidado de adoptar una postura apropiada al subirle y bajarle el brazo al paciente.

- Esta técnica no se puede asociar fácilmente a los masajes con aceite porque requiere que la persona se coloque diagonalmente sobre la camilla, lo cual supondría moverla en forma reiterada durante el tratamiento.

- Al lograr un buen efecto palanca, por accidente algunos terapeutas ejercen demasiada presión, lo cual es especialmente desagradable cuando se trabaja sobre las costillas.

- A menos que realice actividad física en forma regular, es improbable que el paciente necesite estiramiento de los romboides. Muchas personas tienen una postura cifótica, con los hombros caídos hacia adelante. En tales casos, los romboides están alargados. ¿Es necesario alargarlos más?

LTB pasiva: romboides con el paciente sentado

Primer paso: El paciente debe estar cómodamente sentado; hay que sostenerle el brazo con suavidad para que la escápula se retraiga en forma pasiva, acortándose así los romboides. Estirar la piel laxa, dirigiendo la presión hacia la columna.

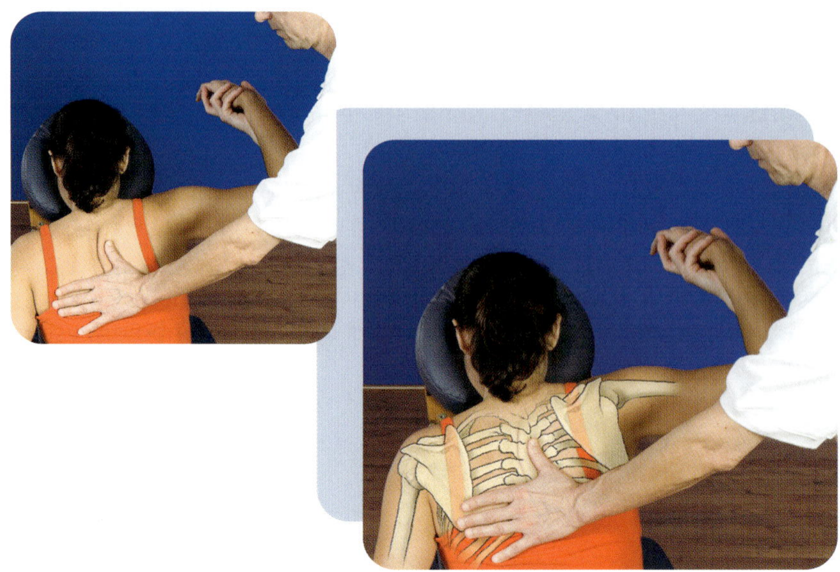

Segundo paso: Mientras se mantiene la fijación, flexionar el brazo, lo cual, en forma pasiva, hace que la escápula protruya.

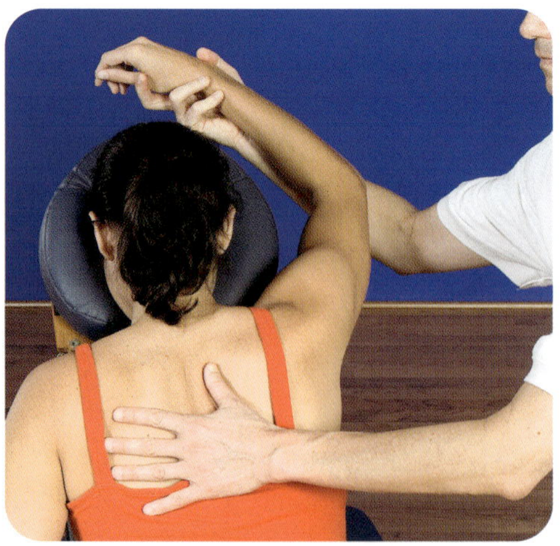

Ventaja: En esta posición, el efecto palanca es menor y, por lo tanto, se corre un menor riesgo de aplicar demasiada presión. En consecuencia, éste es un buen método para trabajar con personas especialmente sensibles a la presión.

Desventajas: Hay que tener cuidado de proteger los propios pulgares.

- Es difícil aplicar esta LTB pasiva a personas que tienen extremidades largas o pesadas.

- A algunas personas les resulta difícil relajarse durante la LTB pasiva y siempre tensionarán los brazos.
- Cuando la persona está sentada, los músculos dorsales del tronco no están tan relajados como cuando está acostada boca abajo.

LTB pasiva

Primer paso: El paciente debe estar acostado boca arriba; llevarle el brazo a la flexión horizontal y fijar los tejidos con el puño blando, dirigiendo la presión hacia el esternón y no hacia las costillas subyacentes. Tal vez el terapeuta desee explicarle al paciente en qué lugar va a colocar el puño para realizar la fijación, porque algunos pueden considerar que la maniobra es invasiva.

CONSEJO PRÁCTICO

Si al terapeuta le resulta difícil aplicar la fijación, debe atenuarla trabajando a través de una toallita doblada en cuatro.

Segundo paso: Mientras se mantiene la fijación, llevar suavemente el brazo del paciente desde la flexión horizontal hacia una posición más neutra.

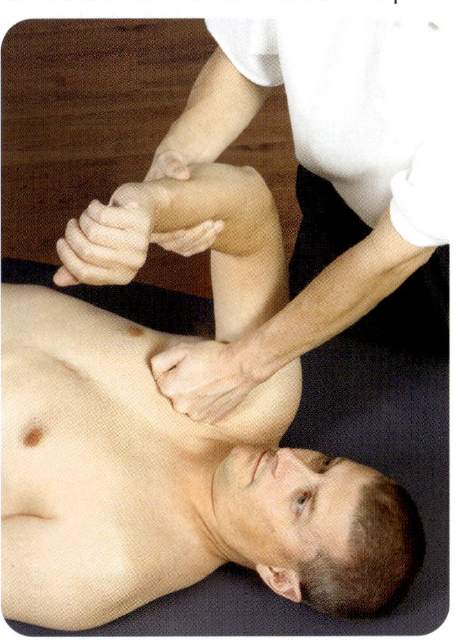
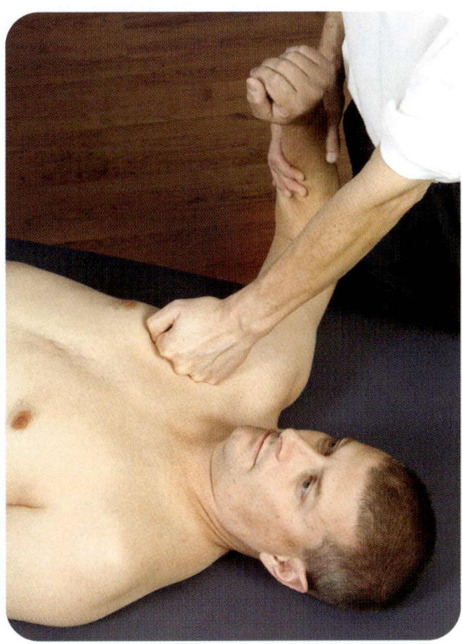

En las fotografías puede observarse que el movimiento es pequeño: se requiere tan sólo un desplazamiento sutil del brazo para que la persona experimente este estiramiento. Al tratar a una mujer, es necesario focalizarse en las fibras superiores del pectoral mayor y evitar trabajar sobre el tejido mamario. Al tratar a los hombres, es posible trabajar sobre una mayor superficie muscular.

CONSEJO PRÁCTICO

Evitar la presión descendente sobre las costillas. Si el terapeuta nota que sus puños son demasiado grandes para la superficie pequeña sobre la que debe trabajar, debe probar con los pulpejos de los dedos y reforzar suavemente una mano sobre la otra.

Algunas personas no sienten el estiramiento en forma inmediata, lo cual requerirá que el terapeuta practique la técnica aplicando presión desde diferentes ángulos y estirando los tejidos mediante diversos grados de abducción del brazo de la persona. Sin embargo, es probable que las personas que tienen una postura cifótica sientan el estiramiento inmediatamente porque ellas tienen acortados los pectorales.

Ventaja: Esta técnica es relativamente fácil de incorporar a un plan masoterapéutico holístico.

Desventajas: Para dirigir la presión hacia el esternón y no en forma descendente hacia las costillas subyacentes se requiere práctica.

- Tal vez las manos del terapeuta sean demasiado grandes como para usar los puños, especialmente, si la persona que recibe el tratamiento es de contextura física pequeña. En tal caso, hay que usar los dedos, pero con cuidado, porque habrá un mayor riesgo de presionar las costillas.

- Para saber hasta qué ángulo abducir el brazo se requiere práctica; además, el ángulo necesario para facilitar el estiramiento difiere considerablemente entre las personas.

- No es fácil aplicar este estiramiento a personas que tienen mamas grandes.

- Puede ser difícil encontrar la manera correcta de sostener el miembro superior cuando se trabaja con pacientes que tienen una mayor contextura física.

- Es improbable que las personas con pectorales grandes y bien desarrollados sientan la LTB pasiva en estos músculos; se requiere una fijación considerablemente más fuerte para fijarles los tejidos.

LTB activa-asistida

Primer paso: Solicitar al paciente que cruce el brazo sobre el cuerpo, lo cual acorta el pectoral mayor en forma activa. Fijar el músculo con el puño blando y dirigir la presión hacia el esternón.

Segundo paso: Mientras se mantiene la fijación, solicitar al paciente que mueva el brazo de modo que pueda sentir el estiramiento en los pectorales. Deberá desplazar el brazo, desde la flexión horizontal hacia una posición más neutra.

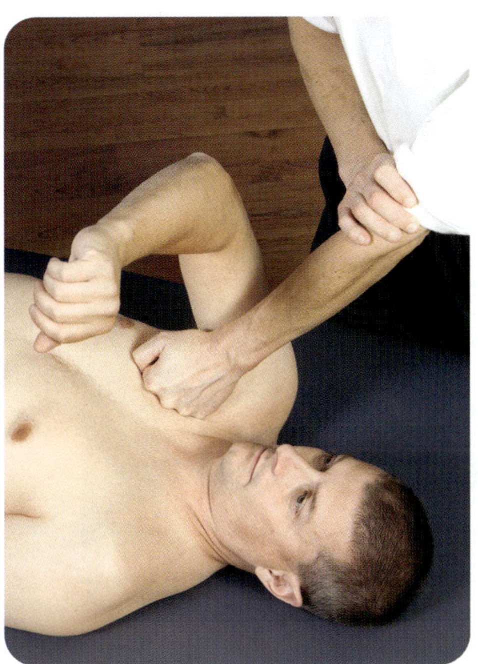 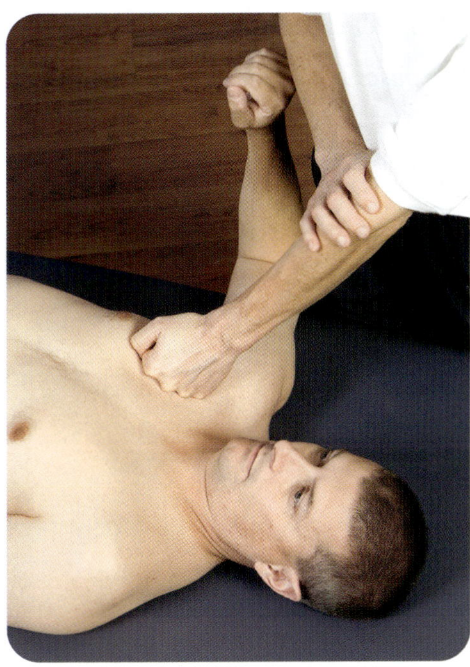

Tercer paso: Soltar y repetir el primer y el segundo paso tres veces de cada lado.

Ventajas: El paciente podrá localizar la posición precisa en la que siente el estiramiento.

■ Es posible reforzar la fijación usando los dos puños blandos o los dedos reforzados.

Desventaja: Al principio, al terapeuta puede resultarle difícil encontrar el mejor punto de apoyo, mientras el paciente mueve el brazo para tratar de sentir el estiramiento. Sin embargo, una vez que la persona encuentra la posición, el tratamiento puede seguir sin interrupciones.

La aplicación de la LTB al elevador de la escápula y a la parte superior del trapecio (porción descendente) es especialmente ventajosa al tratar a personas que sufren problemas en el hombro, porque ambos músculos ejercen efecto sobre la escápula. Éstos son estiramientos seguros para aplicar en la zona del cuello dado que se llevan a cabo en forma activa, dentro del rango de confort de la persona. Por lo tanto, es improbable que alguna vez se lleguen a estirar demasiado los tejidos. La técnica puede usarse como parte de un programa general de flexibilidad del cuello y para mantener el largo de estos músculos, que tienen una tendencia a presentar un aumento de tensión.

LTB activa-asistida

Primer paso: Localizar el elevador de la escápula.

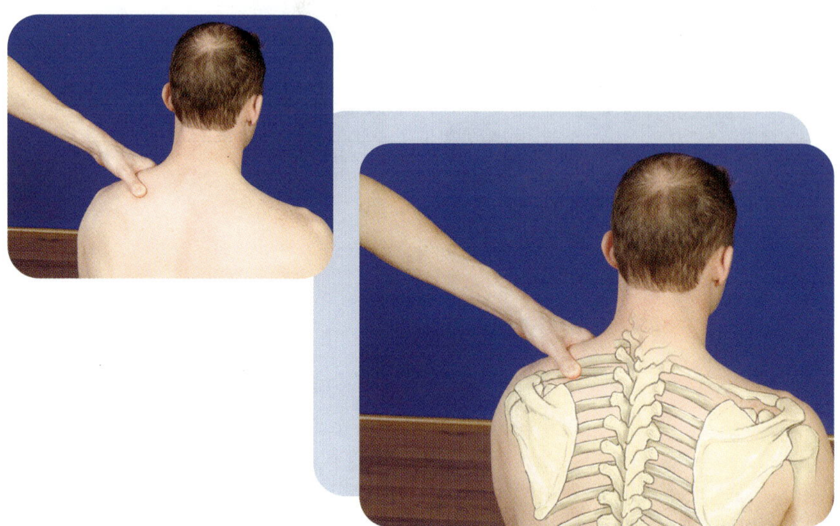

Segundo paso: Fijar el músculo. Éste es un músculo acintado y, con frecuencia, está hipertónico (extremadamente tenso).

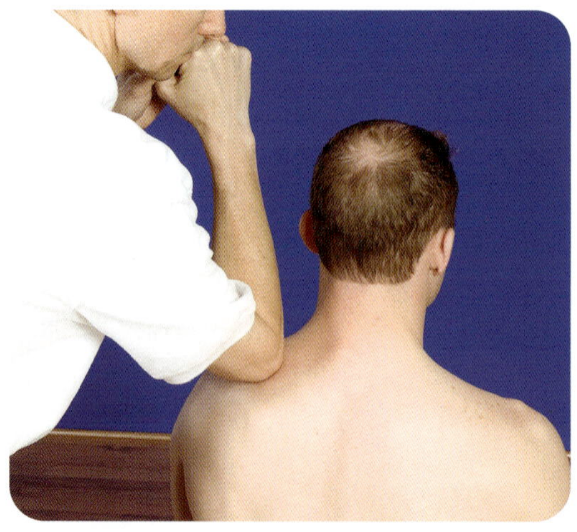

Tercer paso*:* Mientras se mantiene la fijación, solicitar al paciente que rote la cabeza aproximadamente 45º y que después baje el mentón para mirar hacia el piso. Repetir tres veces y después aplicar el mismo estiramiento en el lado contralateral.

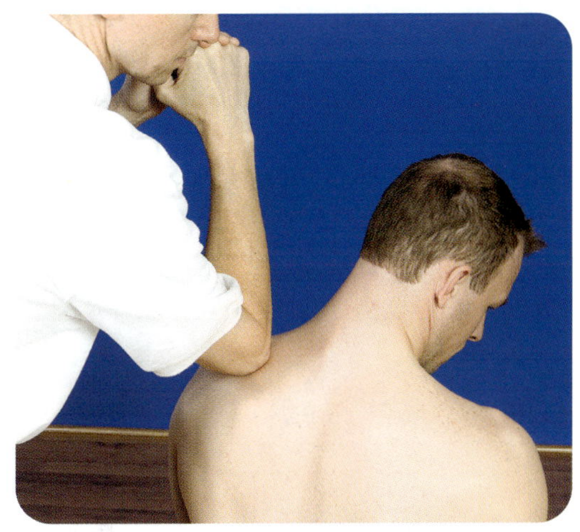

CONSEJO PRÁCTICO

En muchas personas este músculo está tan hipertónico que no pueden tolerar ni el más mínimo estiramiento; la simple fijación del músculo les brinda algún alivio para su tensión.

EN LA PRÁCTICA

Les enseñé a dos telefonistas cómo llevar a cabo la LTB activa-asistida. Lo usaban cuidadosamente para tratarse entre sí; se turnaban a lo largo del día para aliviar la tensión de los músculos del cuello.

Ventajas: Al trabajar en esta posición, se accede fácilmente al músculo y se logra un buen efecto de palanca.

■ No existe mayor peligro de que se estiren demasiado los tejidos blandos del cuello porque el que está a cargo del estiramiento es el propio paciente. A condición de que se le recuerde estirar el cuello solamente dentro de un rango agradable y sin dolor, esta técnica siempre representará una forma segura de usar la LTB para estirar este músculo.

Desventajas: En muchas personas este músculo está tan hipertónico que ellas no pueden tolerar el estiramiento.

■ Para que el estiramiento sea realmente eficaz, es esencial mostrarle específicamente al paciente dónde mover la cabeza una vez que el terapeuta ha fijado los tejidos.

■ Cerciorarse de que, en cada nueva fijación, el cuello de la persona esté neutro, y de que mire hacia delante.

LTB activa-asistida

Primer paso: El paciente debe estar sentado y, así, deben fijarse las fibras de la porción descendente del trapecio.

Segundo paso: Mientras se mantiene la fijación, solicitar a la persona que incline la cabeza lateralmente como muestra la foto, hasta sentir un estiramiento agradable.

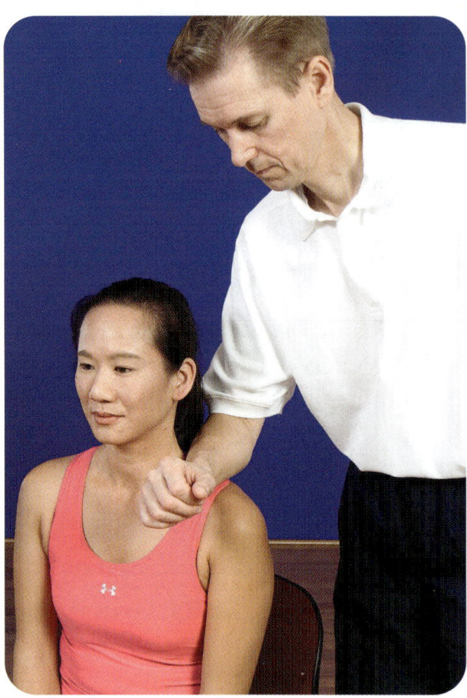 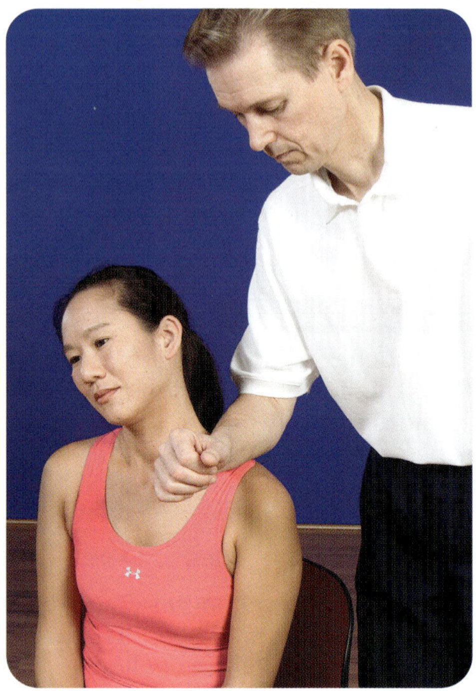

Tercer paso: Repetir tres veces, y después reiterar el mismo estiramiento en el lado contralateral.

Ventajas: Al trabajar en esta posición, se accede fácilmente al músculo y se logra un buen efecto de palanca.

- No existe mayor peligro de que se estiren demasiado las tejidos blandos del cuello porque el que está a cargo del estiramiento es el propio paciente. A condición de que se le recuerde estirar el cuello solamente dentro de un rango agradable y sin dolor, esta técnica siempre representará una forma segura de usar la LTB para estirar este músculo.

- Con práctica, y al trabajar con el paciente, el terapeuta podrá cambiar la dirección de la presión para localizar el estiramiento en diferentes fibras de la porción descendente del trapecio.

Desventaja: Cerciorarse de no ejercer presión sobre estructuras óseas como la clavícula y el acromion.

LTB activa-asistida

Primer paso: El paciente debe estar sentado y, así, deben fijarse los tejidos en la región mediotorácica. En esta fotografía, el terapeuta ha elegido usar los nudillos.

Segundo paso: Mientras se mantiene la fijación, solicitar a la persona que flexione el cuello.

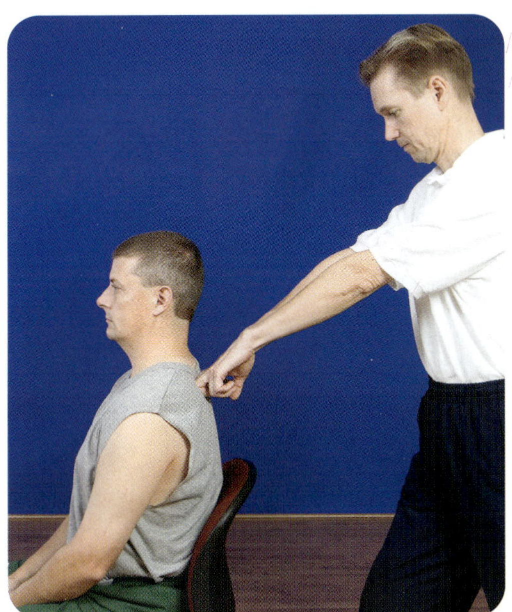 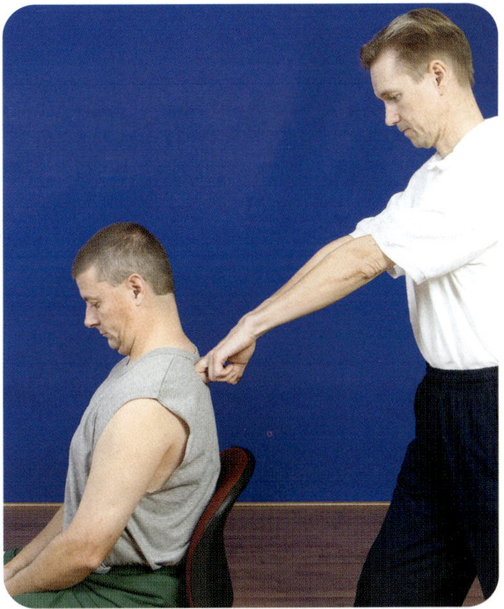

Tercer paso: Soltar y repetir, colocando la fijación un poco por arriba de la primera. Repetir a medida que se trabaja en forma ascendente hacia el cuello. Si el terapeuta aplica la LTB en forma correcta, la persona sentirá un estiramiento progresivo a medida que se asciende sobre el músculo.

Ventaja: En general, a los pacientes este estiramiento les resulta agradable. Puede aplicársele a la persona sentada.

Desventajas: Es difícil fijar bien estos tejidos. Como se muestra en la foto, la fijación empuja al paciente hacia delante. Que éste aprenda a permanecer erguido, tal vez ejerciendo presión contra las manos del terapeuta, requiere práctica.

■ Evitar el uso excesivo de los propios dedos o pulgares.

LTB activa-asistida

Primer paso: El paciente debe estar sentado y, así, deben fijarse suavemente los escalenos con los dedos.

Segundo paso: Solicitar al paciente que rote la cabeza en dirección opuesta a la de la fijación hasta sentir un estiramiento agradable de los tejidos.

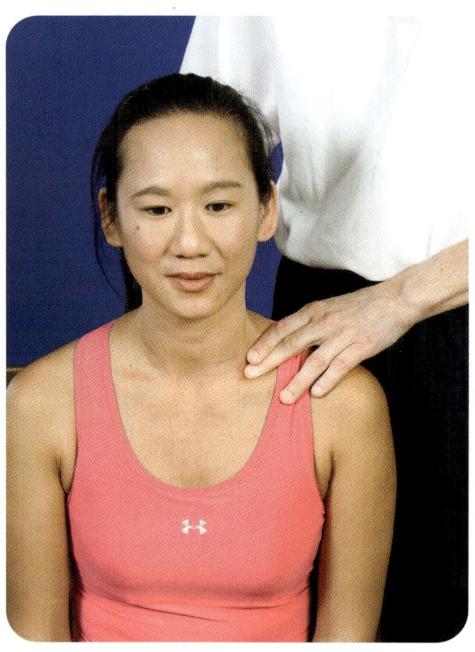 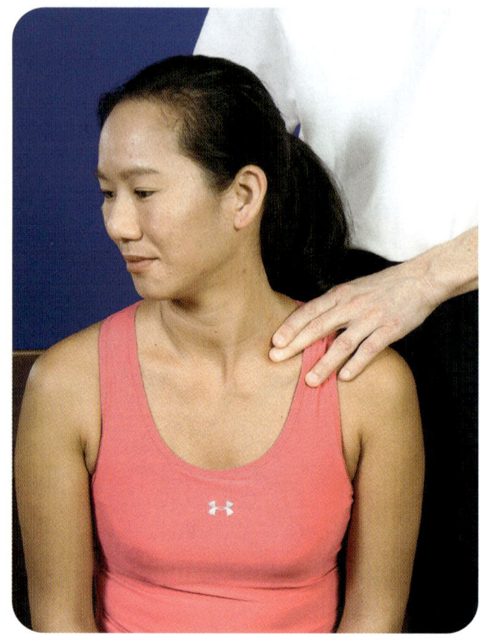

Tercer paso: Repetir el estiramiento tres veces de cada lado, derecho e izquierdo.

Ventaja: Al trabajar en esta posición, no existe mayor peligro de que se estiren demasiado los tejidos blandos del cuello porque el que está a cargo del estiramiento es el propio paciente. A condición de que se le recuerde estirar el cuello solamente dentro de un rango agradable y sin dolor, esta técnica siempre representará una forma segura de usar la LTB para estirar este músculo.

Desventaja: Evitar las estructuras vasculares del cuello al fijar los escalenos requiere práctica.

EN LA PRÁCTICA

Le apliqué regularmente LTB activa-asistida en los escalenos a un chofer que había consultado por dolor de cuello y de hombros asociado con los viajes de larga distancia. En general, las sesiones fueron bastante cortas y estuvieron asociadas con estiramientos activos de los pectorales, que esta persona debía realizar regularmente en cualquier momento de descanso que tuviera.

Preguntas

1. Cuando el terapeuta aplica la LTB pasiva a los romboides, ¿por qué el paciente tiene que tener el brazo fuera de la camilla?

2. Al aplicar la LTB activa-asistida a los pectorales, ¿cómo podría disiparse la presión de la fijación?

3. ¿Por qué la LTB activa-asistida del elevador de la escápula es un método relativamente seguro para estirar los tejidos del cuello?

4. Al aplicar la LTB activa-asistida a las fibras de la parte más superior (porción descendente) del trapecio, ¿qué estructuras óseas es necesario tener en cuenta?

5. Al aplicar la LTB activa-asistida al erector de la columna, una vez que el terapeuta ha fijado los tejidos, ¿la persona flexiona o extiende el cuerpo?

Liberación de tejidos blandos en los miembros inferiores

Este capítulo proporciona una idea general sobre la aplicación del estiramiento localizado de tejidos blandos en los miembros inferiores. En él, el terapeuta encontrará algunas comparaciones entre las aplicaciones de la LTB pasiva, activa-asistida y activa a cada uno de los grandes grupos musculares de la parte inferior del cuerpo. No obstante, debe observar que no todas las versiones de esta técnica pueden aplicarse a todos los grupos musculares (véase el cuadro 7.1).

Cuadro 7.1   Tipos de LTB que se aplican a los músculos de los miembros inferiores

Músculo	TIPOS DE LTB		
	Pasiva	Activa-asistida	Activa
Isquiocrurales	✓	✓	✓
Pantorrilla	✓	✓	✓
Pie	–	✓	✓
Cuádriceps femoral	–	✓	✓
Tibial anterior	–	✓	–
Peroneos	–	✓	–
Glúteos	–	✓	–
Ilíaco	–	✓	–

■ ***LTB pasiva***: La LTB pasiva es un método excelente para tratar los músculos isquiocrurales y los músculos de la pantorrilla. La técnica requerida para la aplicación de este tipo de estiramiento permite su implementación en el pie, en el tibial anterior y en los peroneos, pero esto implica un daño potencial para las manos y los pulgares del terapeuta. La LTB pasiva también puede aplicarse al cuádriceps femoral, pero esto implica un daño para la columna lumbar del terapeuta; por lo tanto, en esta obra no se incluyen ilustraciones de su aplicación a este músculo. No es posible aplicar la LTB pasiva ni a los glúteos ni al ilíaco.

- ***LTB activa-asistida:*** Como puede apreciarse en el cuadro, es posible aplicar la LTB activa asistida a todos los músculos de los miembros inferiores. Sin embargo, eso no significa que el terapeuta *debe* usar esta técnica para todos estos músculos. Se debe practicar la técnica para determinar cuáles son aquellos músculos en los cuales la aplicación de ésta resulta más fácil.

- ***LTB activa:*** Mediante una pelota de tenis, es posible aplicar la LTB activa al tibial anterior, a los peroneos y a los glúteos. Sin embargo, esto es difícil, y para estos músculos este tipo de estiramiento podría no ser tan eficaz como la LTB activa-asistida, por lo cual no se incluye para ellos. No es posible aplicar la LTB activa al ilíaco.

Las siguientes páginas brindan instrucciones detalladas para la aplicación de la LTB pasiva, activa-asistida y activa a muchos de los músculos de los miembros inferiores, además de algunos consejos prácticos para ayudar al terapeuta en su tarea.

LTB pasiva

Primer paso: Con el paciente acostado boca abajo se deben acortar estos músculos en forma pasiva mediante la flexión de la rodilla. Se fija el músculo cerca de su origen, en el isquion. Cada vez que se fijan las fibras durante este estiramiento, se debe dirigir la presión hacia el isquion y no en forma perpendicular.

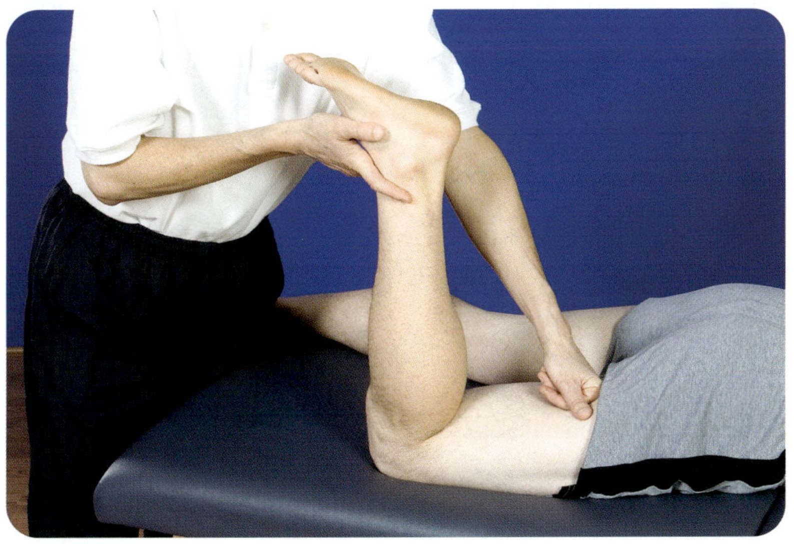

CONSEJO PRÁCTICO

Tal vez, antes de comenzar, el terapeuta desee explicarle al paciente dónde va a aplicar la fijación, porque este tipo de maniobras, que se realizan por debajo de la nalga, pueden ser consideradas invasivas por algunas personas.

Segundo paso: Mientras se mantiene la fijación, estirar suavemente el músculo mediante la extensión de la rodilla. En este punto, muchas personas no sienten mayormente el estiramiento.

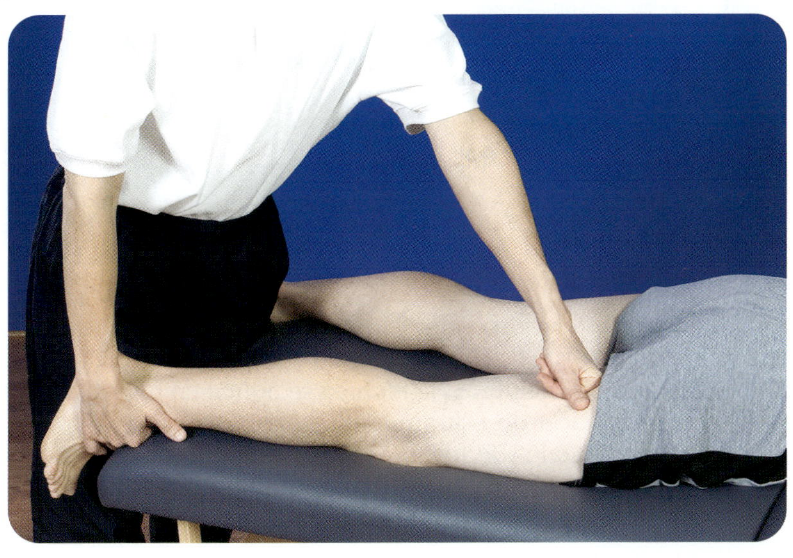

Tercer paso: Elegir un nuevo punto para aplicar la fijación, un poco distal al primero, que puede estar sobre la línea media del muslo.

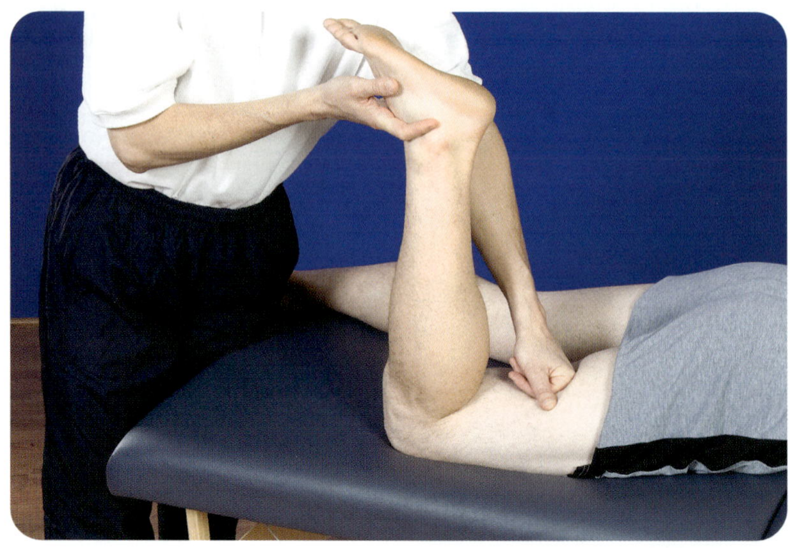

Cuarto paso: Mientras se mantiene la fijación, estirar los tejidos mediante la extensión pasiva de la rodilla.

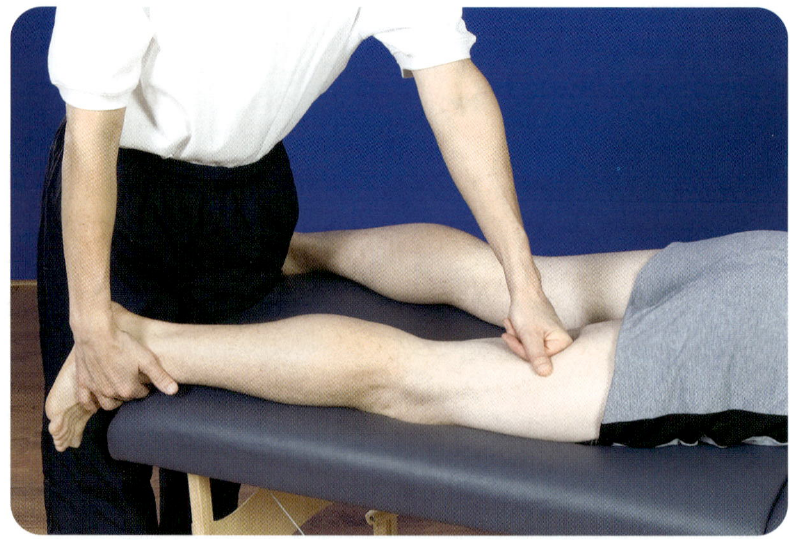

Quinto paso: Trabajar en forma descendente a lo largo de los músculos, desde sus inserciones proximales hasta las distales, repitiendo el procedimiento. Evitar la presión sobre el hueco poplíteo, detrás de la rodilla. Si la técnica se aplica en forma correcta, el paciente experimentará una sensación de estiramiento progresivo, a medida que el terapeuta trabaja hacia los tendones distales de los músculos isquiocrurales. Si la persona no siente este tipo de LTB, será necesario aplicar el activo-asistido.

CONSEJO PRÁCTICO

La LTB puede usarse como ayuda para evaluar la flexibilidad de los músculos isquiocrurales. El terapeuta debe prestar atención a la resistencia que siente al trabajar sobre estos músculos desde proximal hacia distal. Debe tratar de percibir cuáles son los músculos más tensos: si es el bíceps femoral (lateral) o si son los semimembranoso y semitendinoso (mediales).

Ventajas: Muchas pacientes consultan por tensión en los músculos isquiocrurales. Esta técnica es valiosa para evaluar la flexibilidad de estos músculos y para identificar cuáles de ellos están más tensos.

- La LTB pasiva de los músculos isquiocrurales puede ser incorporada a un plan masoterapéutico integral para los miembros inferiores, con el paciente acostado boca abajo.

Desventajas: Los isquiocrurales son músculos fuertes y potentes que requieren una fijación firme para sujetar los tejidos. Se pueden fijar con el puño, pero ésta no es una fijación tan potente como la lograda con el antebrazo (en la LTB activa-asistida).

- Al fijar estos músculos con el puño, el terapeuta debe estar seguro de que mantiene la muñeca alineada: no presionar ni con la muñeca flexionada ni con la muñeca extendida.

- Es tentador usar los pulgares para fijar los tejidos, pero, aunque brindan una excelente fijación, podrían lesionarse.

- Se pueden usar los codos para fijar los tejidos. Sin embargo, debido a la longitud del brazo de palanca que se logra de este modo, se dificultan la flexión y la extensión pasivas de la rodilla, y podría comprometerse la postura del terapeuta, dado que éste debe inclinarse hacia delante para fijar los tejidos.

LTB activa-asistida

Primer paso: Mientras el paciente permanece acostado boca abajo, solicitarle que flexione la rodilla. Con el propio codo, fijarle los músculos isquiocrurales cerca del isquion. Dirigir la presión hacia la nalga para estirar algo de la piel laxa antes de estirar los tejidos.

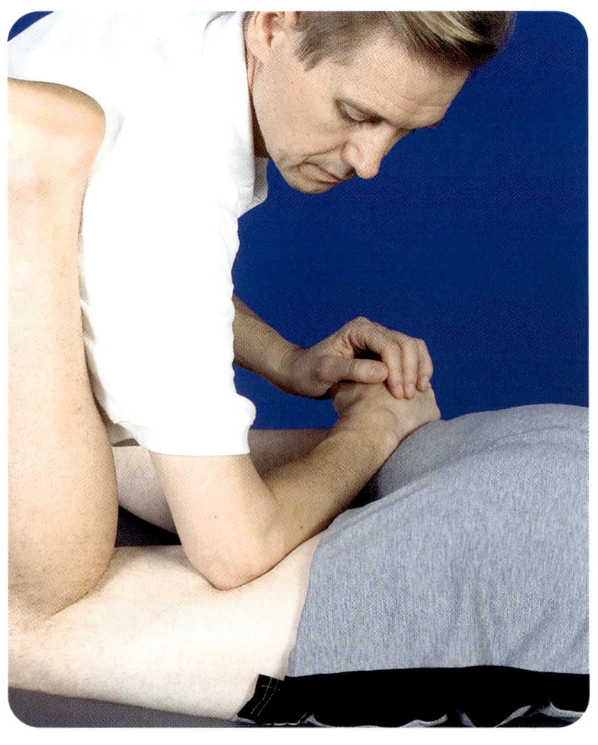

Segundo paso: Mientras se mantiene la fijación, solicitarle a la persona que baje la pierna hasta la camilla. Liberar la fijación.

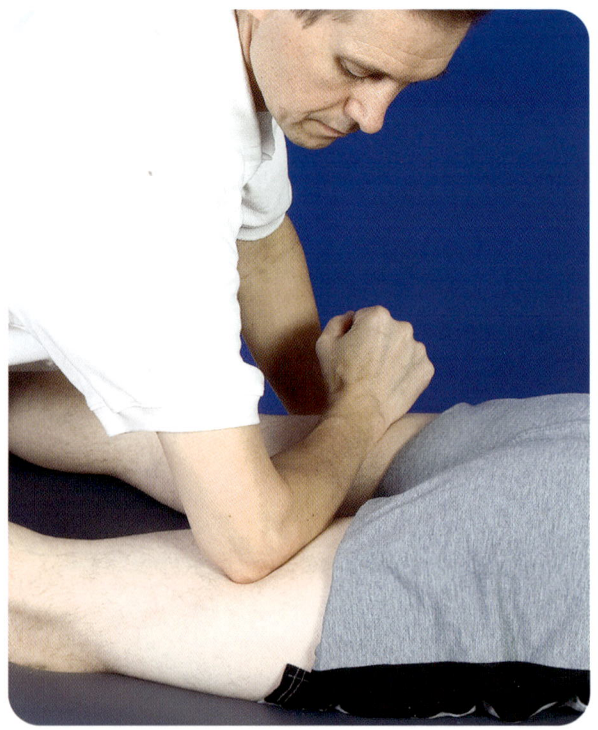

Tercer paso: Elegir un nuevo punto para aplicar la fijación, distal al primero. Repetir. Trabajar a lo largo de líneas descendentes sobre la cara posterior del muslo, desde el isquion hasta los tendones isquiocrurales. Evitar la presión sobre el hueco poplíteo, detrás de la rodilla.

Ventajas: Este método le permite al terapeuta fijar los tejidos con el antebrazo y, por lo tanto, mediante él se obtiene una fijación más fuerte de los tejidos blandos.

- La aplicación de LTB activa-asistida a los isquiocrurales es especialmente conveniente como parte de un proceso de rehabilitación después de alguna cirugía de la rodilla o de la inmovilización de esta articulación. Esta técnica ayuda a aumentar la amplitud de movimiento de la rodilla y a fortalecer los isquiocrurales. Éstos se contraen en forma concéntrica cada vez que la persona flexiona la rodilla activamente, y lo hacen en forma excéntrica a medida que la persona baja la rodilla.

- Debe observarse que no necesariamente la rodilla debe estar en flexión completa. Cuando esta técnica se usa después de un reemplazo total de rodilla, por ejemplo, puede ayudar a aumentar la flexión de la articulación porque el paciente trabaja dentro del rango de flexo-extensión en el que no siente dolor.

Desventajas: La flexión activa constante de la rodilla puede causar calambres.

- Al fijar los tejidos, el terapeuta debe resguardar la propia postura mediante una amplia base de sustentación y asegurándose de que el peso de la parte superior de su cuerpo recaiga sobre el paciente o sobre la camilla. Con la práctica, esto es fácil.

EN LA PRÁCTICA

La LTB activa-asistida me ha resultado una técnica excelente para tratar a una bailarina que, aunque tiene flexibilidad, siente los músculos tensos. Me valgo de sus observaciones para identificar zonas específicas de tensión y trabajo sobre éstas y alrededor de ellas, a veces con aceite y a veces no. Realmente no es posible evaluar la longitud de los músculos isquiocrurales mediante la elevación de la pierna extendida, porque esta persona puede colocar el pecho sobre los muslos fácilmente antes y después del tratamiento.

LTB activa

Primer paso: El paciente debe estar recostado de espaldas, acortar el músculo mediante la flexión de la rodilla y colocar una pelota de tenis sobre los músculos isquiocrurales.

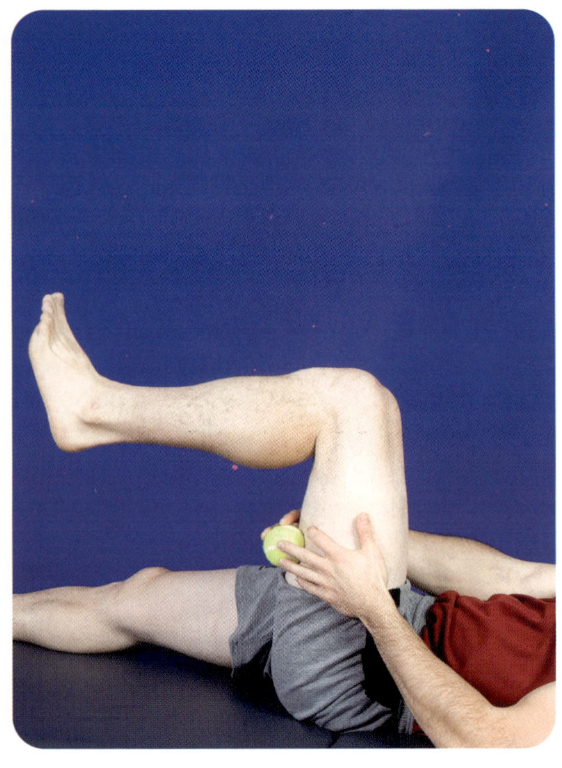

Segundo paso: Mientras se sostiene la pelota de tenis como muestra la figura, extender suavemente la rodilla.

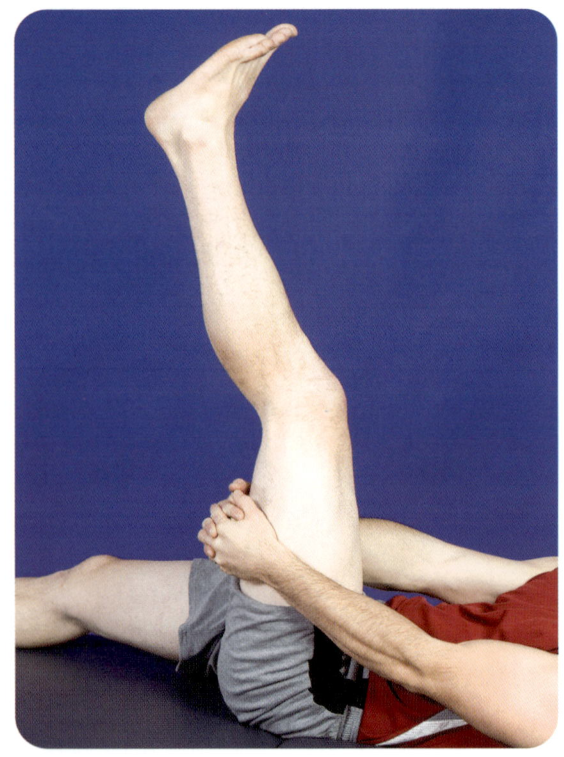

Colocar la primera fijación (mediante la pelota de tenis) cerca del isquion y trabajar gradualmente con fijaciones sucesivas en forma descendente, hasta la rodilla. Dado que los isquiocrurales conforman un gran grupo muscular, es necesario trabajar integralmente sobre ellos para aprovechar totalmente los estiramientos. A veces, lo mejor es trabajar en forma sistemática, tal vez empezando con el bíceps femoral, en la cara lateral del muslo, desde proximal hacia distal (desde el isquion hasta la rodilla). Cuando el terapeuta percibe que ha trabajado lo suficiente sobre esta zona, debe correr la fijación hacia medial, para trabajar sobre el semimembranoso y semitendinoso; continuar trabajando sobre esta zona de la misma manera.

El paciente también podría aplicar esta técnica estando sentado, si estuviera en algún lugar donde no fuese apropiado recostarse (en la oficina, por ejemplo). Sólo debe colocar la pelota debajo del muslo mientras está sentada, de modo que quede aprisionada contra la silla, y después estirar la pierna. Sin embargo, debe observarse que, con esta maniobra, la presión que se ejerce sobre los músculos isquiocrurales es considerablemente mayor y, por lo tanto, podría experimentarse dolor dado que, en posición sentada, el peso del muslo recae sobre la pelota.

Ventaja: La técnica puede aplicarse con el paciente sentado y, por lo tanto, para las personas que tienen un trabajo de escritorio podría ser de utilidad para tratar los isquiocrurales durante el día.

Desventajas: A aquellos pacientes que tienen músculos isquiocrurales grandes y fuertes podría resultarles difícil aplicar la presión necesaria para fijar los tejidos.

- A la inversa, la implementación de la LTB activa a los isquiocrurales en posición sentada tienen como consecuencia la aplicación de una presión considerablemente mayor sobre los músculos y podría ser dolorosa.

LTB pasiva

Primer paso: El paciente debe colocarse acostado boca abajo, con los pies fuera del borde de la camilla.

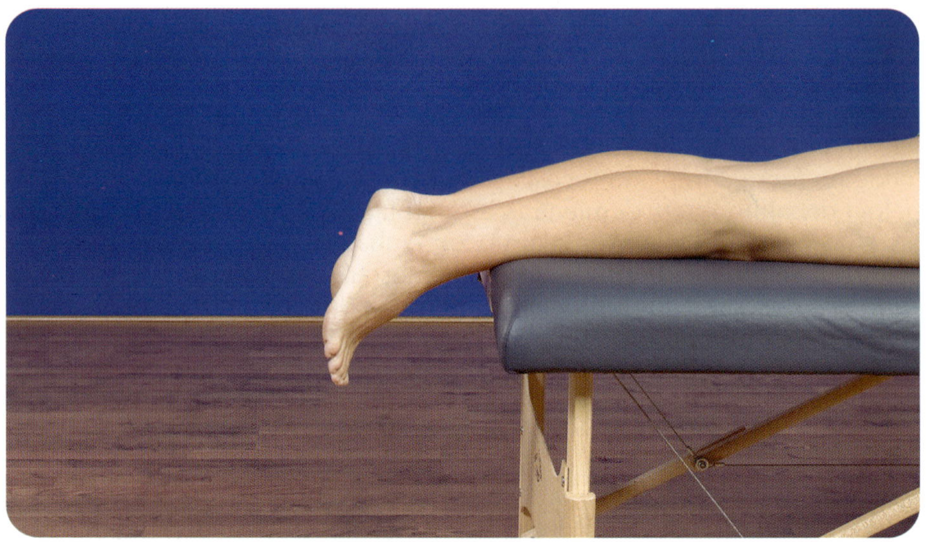

Segundo paso: Controlar que en el borde de la camilla no haya ningún metal punzante que pudiera ejercer presión sobre el pie de la persona. Cerciorarse de que ésta pueda flexionar dorsalmente el tobillo, algo que puede constatarse, por ejemplo, empujando suavemente el tobillo hacia la flexión dorsal.

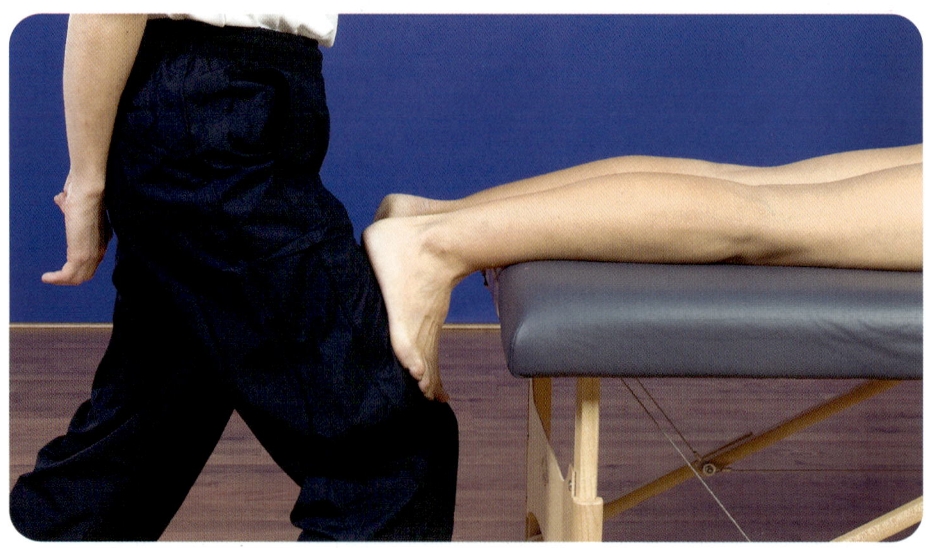

CONSEJO PRÁCTICO

El terapeuta debe practicar el posicionamiento del muslo sobre las distintas caras del pie del paciente, ya sea medial o lateralmente. Encontrar la posición mediante la cual se logra el mayor estiramiento. Al aplicar esta técnica, el terapeuta deberá flexionar dorsalmente el tobillo en forma pasiva. Debe observar que para lograrlo, es necesario angular el pie de la persona de modo de estirar los músculos de la pantorrilla, no solamente ejercer presión sobre el pie, mediante lo cual se empuja hacia arriba al paciente.

En general, lo mejor es acortar un poco los músculos antes de aplicar la LTB. La pantorrilla es una excepción a esta regla porque el pie y el tobillo adoptan naturalmente la flexión plantar, en la cual los músculos ya están en posición neutra, ni estirados ni contraídos.

Tercer paso: Parado a los pies de la camilla, el terapeuta debe fijar los músculos de la pantorrilla ejerciendo presión con los pulgares, justo por debajo de la articulación de la rodilla, tal vez en el centro de la pantorrilla. Cada vez que se fijan las fibras en este estiramiento, hay que dirigir la presión hacia la rodilla, no en forma perpendicular.

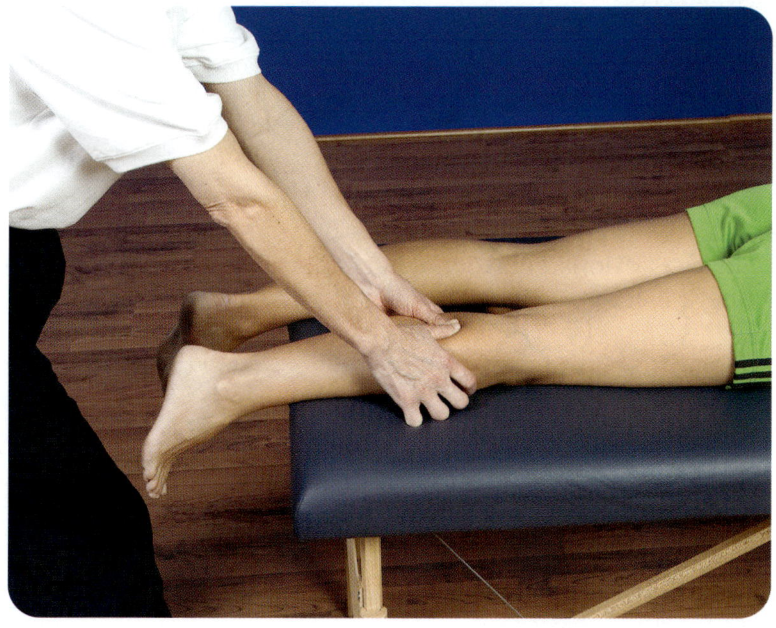

Para mostrar la aplicación de la LTB a los músculos de la pantorrilla, este terapeuta ejerce presión con los pulgares. Esta modalidad es conveniente para seguir con los pasos siguientes, hasta dominar la técnica de la LTB pasiva. Sin embargo, para todos los terapeutas es esencial protegerse los propios miembros, por lo cual el uso excesivo de los pulgares debe evitarse. Dado que son flexores plantares, los músculos de la pantorrilla son excepcionalmente fuertes; por lo tanto, tal vez se requiera una fijación especialmente firme para tratarlos. Aunque quizás sea tentador ejercer mayor presión con los pulgares, es conveniente evitarlo. Una vez que el terapeuta ha dominado la técnica, debe practicar con los codos o los antebrazos. Dado que mediante éstos se ejerce una presión mucho mayor y, por lo tanto, una fijación más firme, es fundamental contar con las observaciones del paciente.

Cuarto paso: Mientras se mantiene la fijación, con el propio muslo flexionar hacia dorsal el tobillo del paciente.

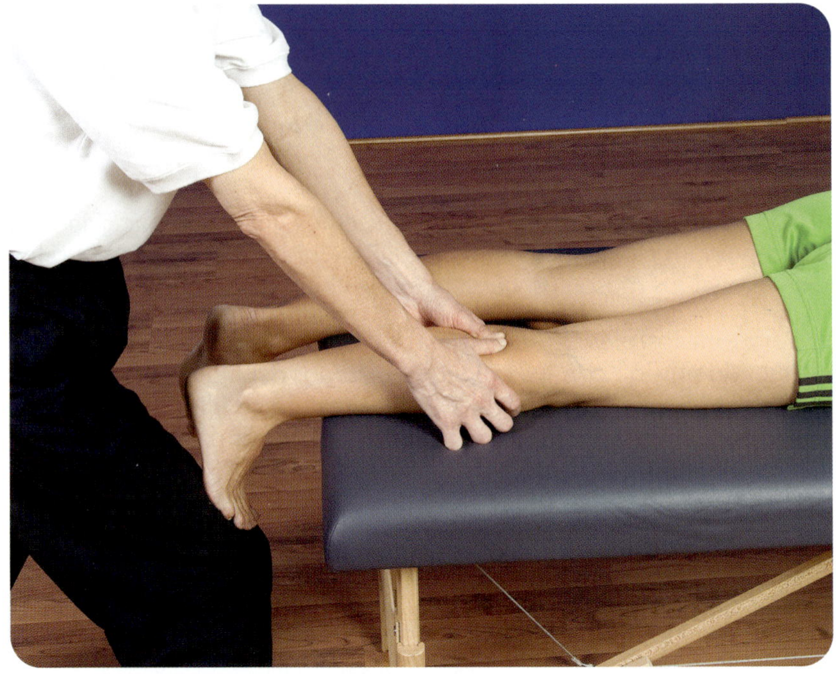

Quinto paso: Una vez flexionado el tobillo hacia dorsal, soltar la fijación, retirar el muslo y colocar una nueva fijación, distal a la primera.

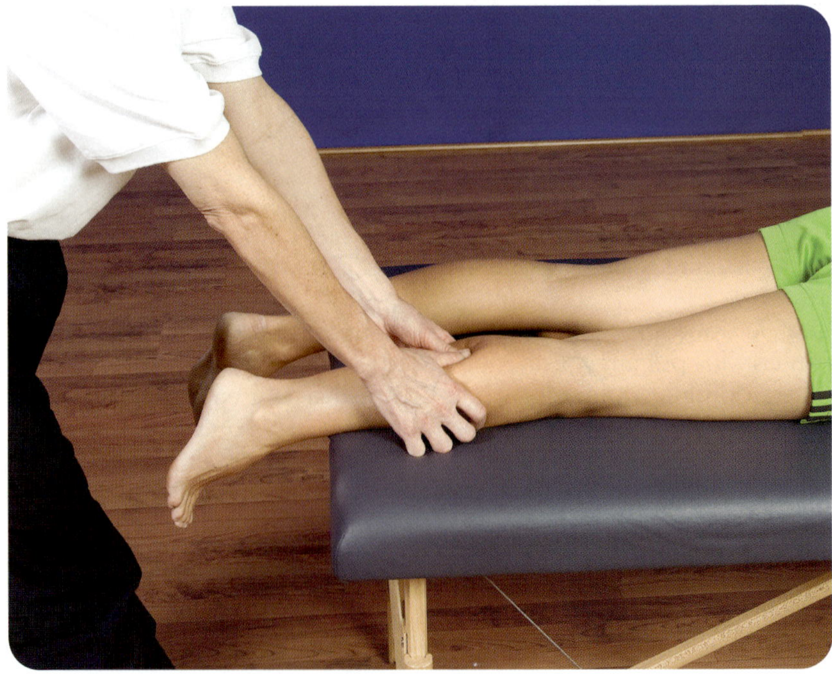

Sexto paso: Flexionar el tobillo hacia dorsal una vez más.

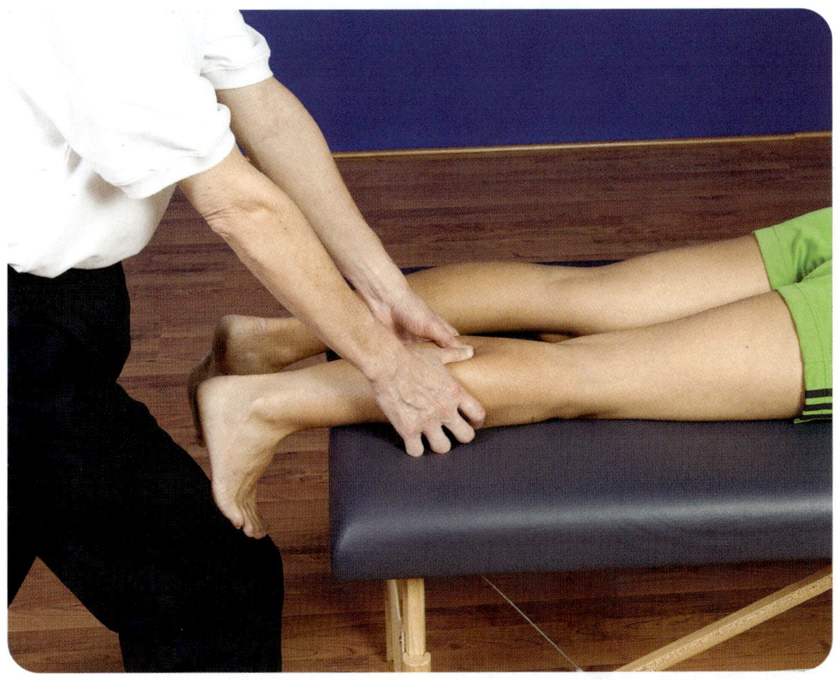

Séptimo paso: Una vez flexionado el tobillo hacia dorsal, soltar la fijación, y retirar el muslo, y aplicar una nueva fijación más distal.

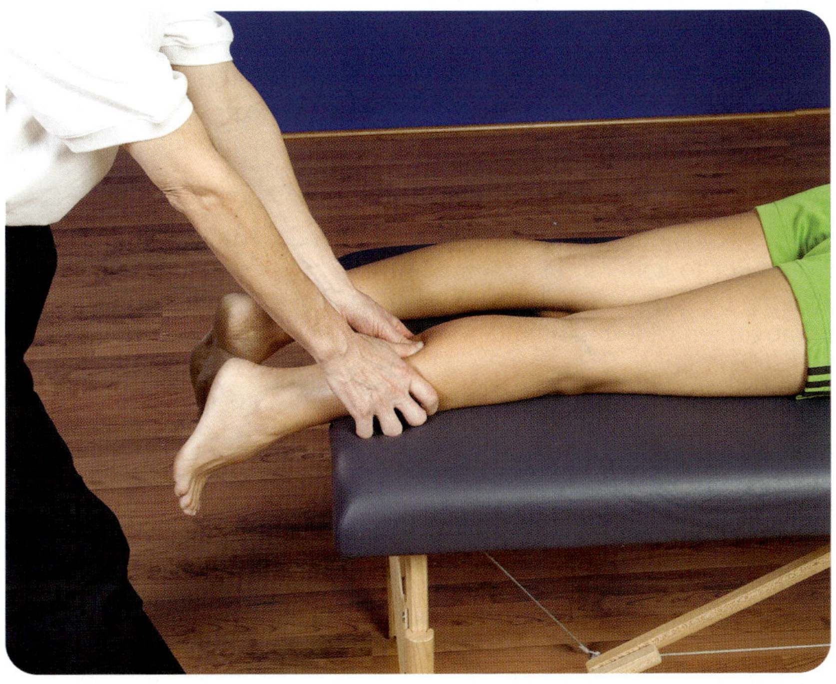

Octavo paso: Una vez más, flexionar el tobillo hacia dorsal en forma pasiva.

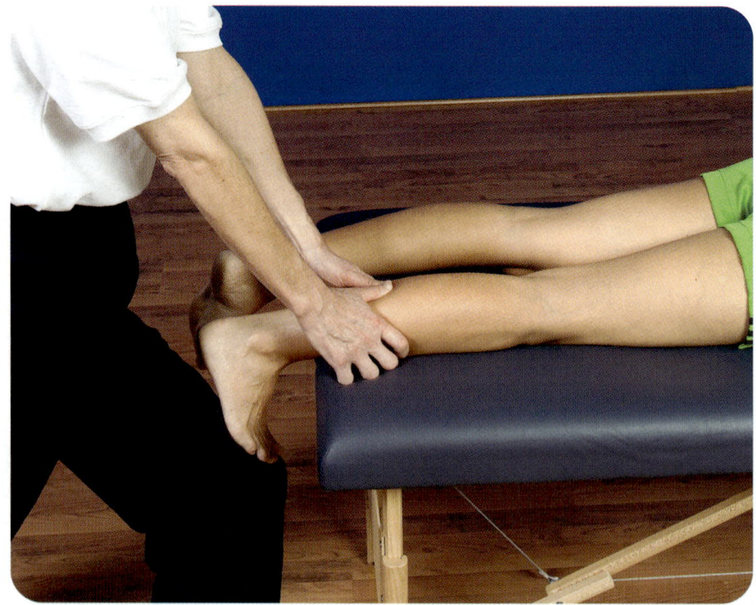

Noveno paso: Trabajar en forma descendente a lo largo de todo el músculo, desde proximal hasta la unión de éste con su tendón de Aquiles (calcáneo). Repetir la maniobra a lo largo de la misma línea de la pantorrilla, hasta tres veces.

CONSEJO PRÁCTICO

El gastrocnemio, el más superficial de los de la pantorrilla, es un músculo bipennado, con dos vientres. Una vez que se ha aplicado la LTB hasta por debajo del centro del músculo, desplazarse hacia el vientre lateral y trabajar sobre él de la misma manera. Debe observarse que muchas personas tienen una banda de tensión palpable a lo largo de la cara lateral de la pantorrilla. ¿Es posible que se trate de un engrosamiento de la fascia que se encuentra entre los compartimientos lateral y posterior de la pierna?

No importa si se comienza a aplicar la LTB en el centro de la pantorrilla o en las caras lateral o medial. Por lo general, la aplicación de la LTB a un grupo de fibras musculares aproximadamente tres veces es adecuada para ayudar a estirar esas fibras y aumentar la amplitud de movimiento de la articulación adyacente.

Ventajas: Al flexionarle el tobillo al paciente con el propio muslo, se puede lograr que sienta un estiramiento agradable, además del generado por la LTB.

- Este estiramiento puede ser incorporado a un plan masoterapéutico integral para los miembros inferiores, con el paciente acostado boca abajo.

Desventajas: Tener gran cuidado de no sobreexigir los pulgares.

- Las personas que tienen músculos voluminosos no necesariamente sentirán el estiramiento, porque la fijación requerida deberá ser más firme que la que puede aplicarse con los pulgares en forma segura.

LTB activa-asistida

Primer paso: El paciente debe colocarse como muestra la figura y, así, se le deben fijar los músculos de la pantorrilla ya sea con el antebrazo o con el codo. Aplicar la primera fijación justo por debajo de la articulación de la rodilla, con especial cuidado de no ejercer presión sobre el hueco poplíteo, detrás de la rodilla.

Debe observarse que cuando la persona está acostada boca abajo, el músculo adopta naturalmente la posición neutra y, por lo tanto, no es necesario acortarlo en forma activa.

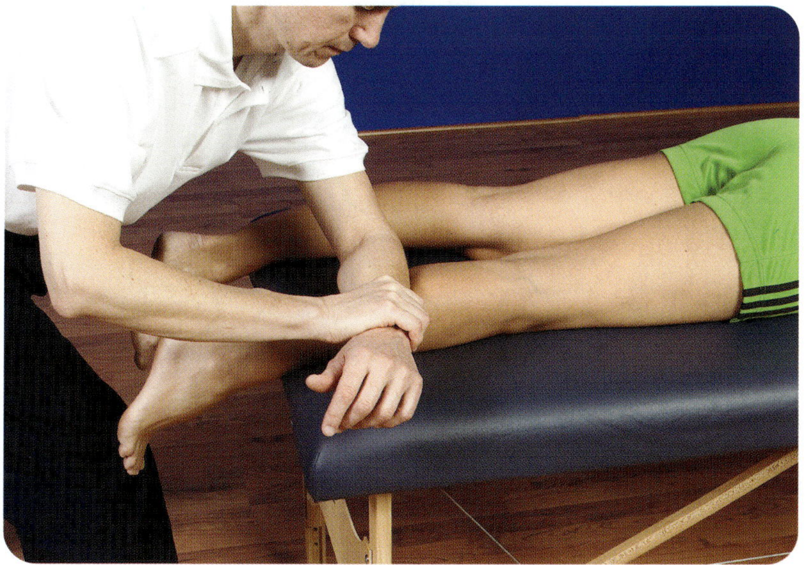

Fijación de la pantorrilla con el antebrazo.

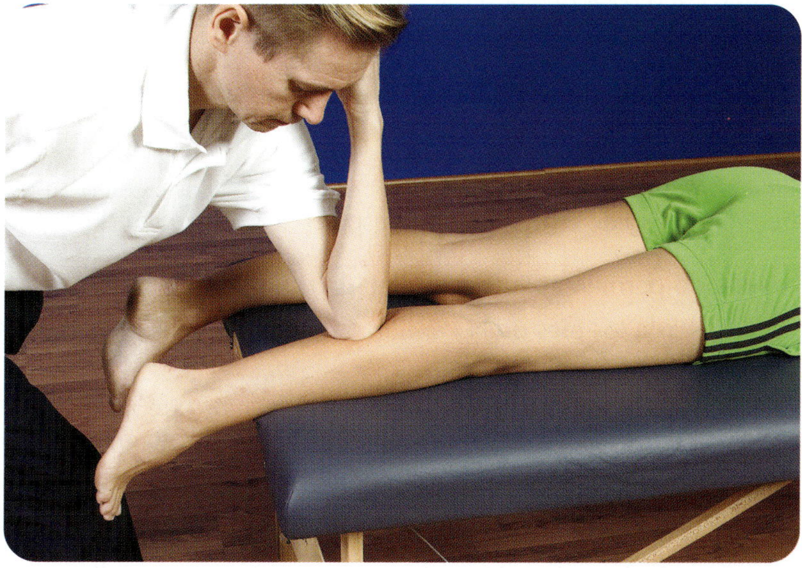

Fijación de la pantorrilla con el codo.

Segundo paso: Mientras se mantiene la fijación, solicitar al paciente que levante los dedos de los pies, para así flexionar hacia dorsal el pie y el tobillo. Una vez que lo ha hecho, quitar la fijación y desplazarse hacia una nueva localización.

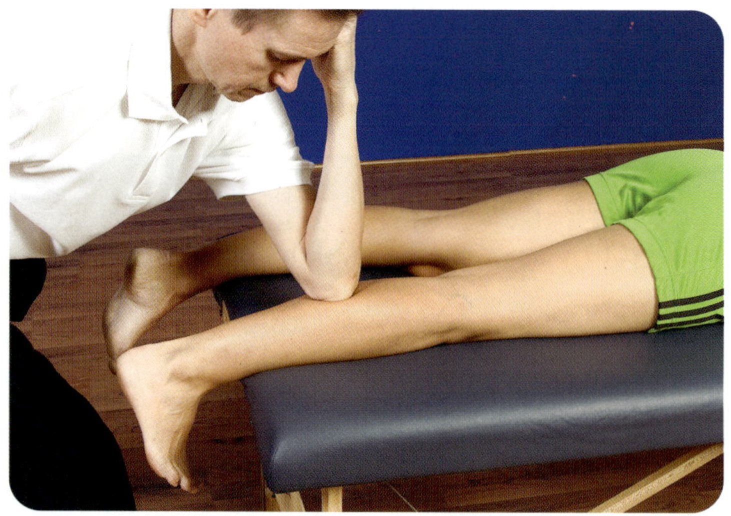

Tercer paso: Repetir. Trabajar sobre la pantorrilla en forma descendente hasta el tobillo, y detenerse al alcanzar el tendón de Aquiles (calcáneo). Repetir en líneas desde el extremo proximal hasta el extremo distal del músculo.

Se debe limitar el tiempo de aplicación de la LTB activa-asistida sobre la pantorrilla porque la flexión dorsal constante fatiga el tibial anterior. Al trabajar con una persona que ha sufrido una lesión del tendón calcáneo, es improbable que ésta pueda flexionar dorsalmente el tobillo en un rango mayor al libre de dolor y, por lo tanto, es improbable que se dañen los tejidos debido a un estiramiento excesivo.

CONSEJO PRÁCTICO

El terapeuta debe cerciorarse de transferir el peso sobre el paciente o sobre la camilla: la flexión del tronco sin apoyo puede causarle dolor de espalda.

Si se la aplica con autorización médica, ésta es una técnica excelente para incorporar como parte de un proceso de rehabilitación después de una cirugía del tendón calcáneo.

Ventajas: Este método permite aplicar una fijación firme.

- Al no tener que estar a los pies de la camilla, el terapeuta puede enfocar la fijación en formas diversas.

- Es probable que la flexión dorsal del paciente sea mayor que la lograda mediante la LTB pasiva de la pantorrilla y, por lo tanto, tal vez experimente un estiramiento mayor.

Desventajas: La flexión dorsal constante lleva a la fatiga del tibial anterior.

- Al inclinarse hacia delante para aplicar una fijación mediante el antebrazo o el codo, el terapeuta debe tener cuidado de evitar una posible lesión en la columna lumbar. Debe cerciorarse de transferir el peso sobre el paciente o sobre la camilla.

LTB activa

Primer paso: Colocar la pantorrilla sobre la pelota, como muestra la figura.

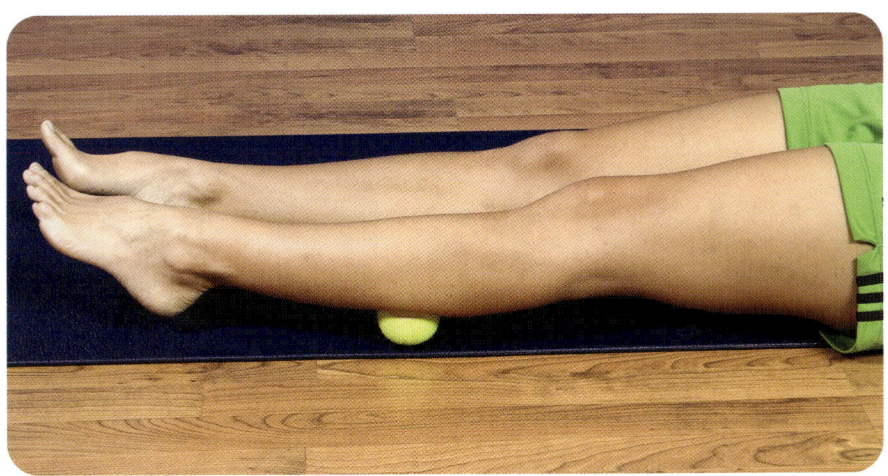

Segundo paso: Flexionar suavemente el tobillo hacia dorsal.

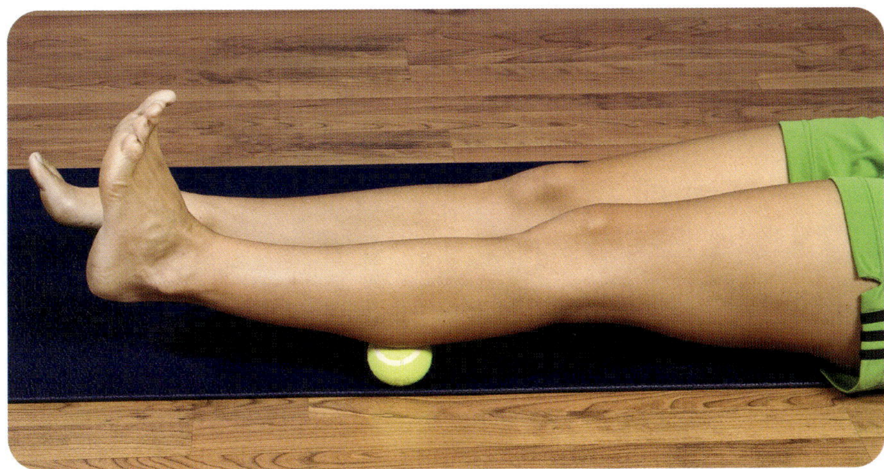

Para acortar los músculos de la pantorrilla, normalmente hay que extender el tobillo. Sin embargo, el paciente descubrirá que, en esta posición, el tobillo se extiende naturalmente. Según el desarrollo de los músculos, puede ser difícil mantener la pierna sobre la pelota en esta posición. Una alternativa sería colocar la pierna sobre un cilindro, como una lata, y aplicar el estiramiento.

Ventaja: Ésta es una técnica valiosa para reducir calambres en agudo.

Desventaja: Con esta técnica se ejerce una presión considerable sobre los músculos de la pantorrilla, por lo cual es probable que no todas las personas lo toleren.

LTB activa-asistida

Primer paso: El paciente debe colocarse con los pies fuera del borde de la camilla, como muestra la figura; con el tobillo en posición neutra, aplicar una fijación suave mediante un instrumento masoterapéutico.

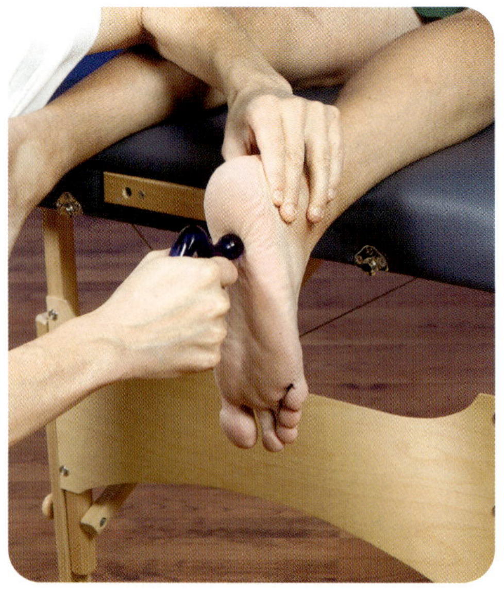

Segundo paso: Solicitar a la persona que levante los dedos para, al flexionar dorsalmente el tobillo, extenderlos. Trabajar sobre la planta de cada uno de los pies sólo durante algunos minutos.

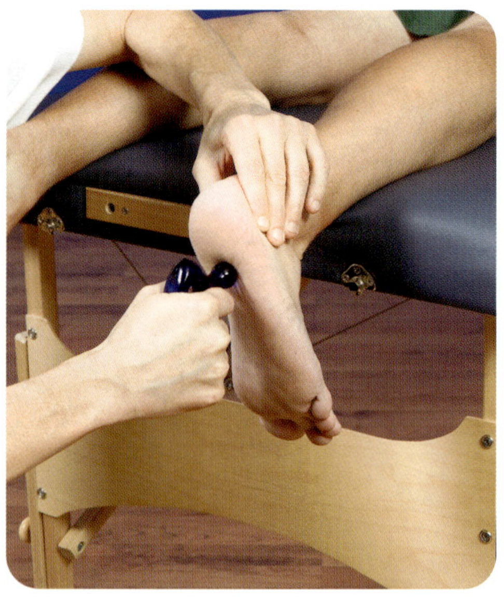

Ventajas: Al usar un instrumento, se protegen los propios pulgares.

- Esta técnica puede ser incorporada a un plan masoterapéutico integral para los miembros inferiores, con el paciente acostado boca abajo.

Desventajas: A no todas las personas les agrada la sensación causada por el instrumento masoterapéutico.

- Se debe tener muchísimo cuidado de evitar la aplicación de una fijación demasiado firme.

- En esta región, puede ser difícil lograr un brazo de palanca adecuado.

EN LA PRÁCTICA

Una persona que estaba tratando de perder peso yendo al trabajo a pie empezó a experimentar dolores en las extremidades cuando cambió el calzado de entrenamiento por unos zapatos sin taco ni acolchado. Después de descartar cualquier tipo de patología grave, le apliqué masajes sobre los pies y las pantorrillas. Esta persona disfrutaba la presión sobre la planta de los pies, que yo le aplicaba mediante un instrumento masoterapéutico y a través de un pañuelo de papel para obtener una fijación segura.

LTB activa

Primer paso: Con el paciente sentado, colocar el pie sobre una pelota de tenis o una pelota terapéutica con puntas, con el tobillo en posición neutra.

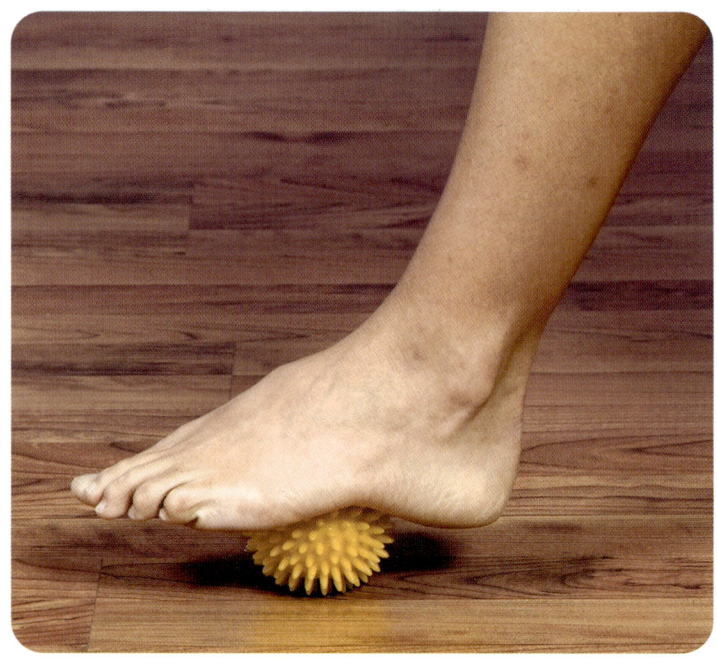

Segundo paso: Extender suavemente los dedos, flexionando el tobillo dorsalmente.

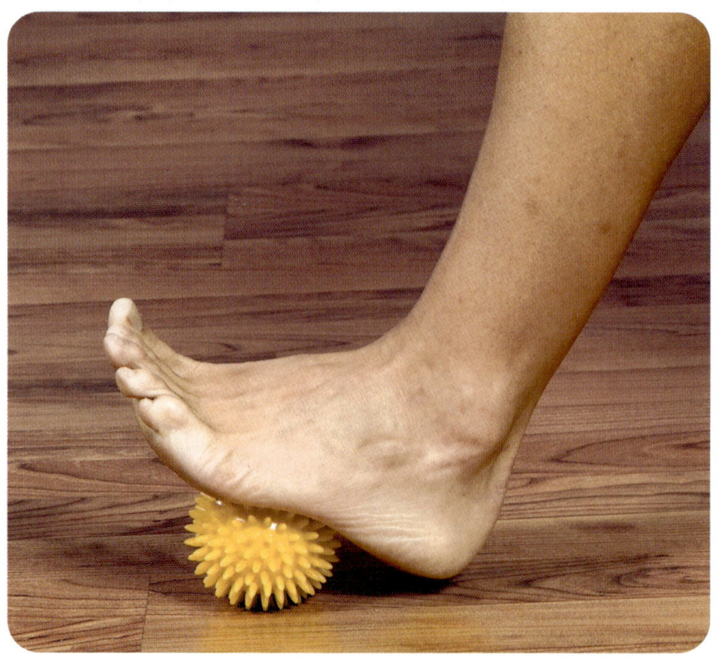

Tercer paso: Trabajar sobre toda la planta del pie, moviendo la pelota para determinar qué partes de la fascia están tensas y, por lo tanto, se beneficiarían más del estiramiento.

La persona que se trata debe observar que en esta instancia no es necesario acortar los tejidos blandos. Para hacerlo, debería flexionar los dedos, algo que a muchas personas les causa calambres.

La aplicación de la LTB a la planta del pie estimula la circulación y, según algunas comunicaciones, ayuda a aliviar el dolor causado por la fascitis plantar. Es especialmente beneficiosa si la persona ha debido permanecer de pie durante un período prolongado de tiempo o si tan sólo desea estirar la fascia plantar después de realizar una actividad física tal como correr o caminar. También es excelente para ayudar a aliviar calambres de los músculos de los pies.

CONSEJO PRÁCTICO

Al trabajar sobre la superficie plantar del pie, también es conveniente tratar la pantorrilla porque algunos de los músculos de ésta (el flexor largo del dedo gordo, por ejemplo) llegan hasta los dedos. En algunos casos, estirar la pantorrilla puede ayudar a aliviar dolores en el pie.

Ventajas: Este estiramiento activo es una solución rápida para personas que han estado de pie durante períodos prolongados de tiempo o que necesitan aliviar calambres de los músculos de los pies.

■ El instrumento masoterapéutico se transporta con facilidad.

Desventaja: Se debe tener cuidado de no pararse sobre la pelota ni usar esta técnica en forma excesiva.

EN LA PRÁCTICA

Una persona que prestaba servicios para la policía militar tenía una fascitis plantar en el pie derecho; quería encontrar algún método que lo ayudara a recuperarse porque ya había sufrido este trastorno en el otro pie y le había resultado incapacitante. Temía que la LTB activa-asistida pudiera ser dolorosa y prefirió llevar a cabo su propia LTB, lo cual hizo con éxito, mediante una pelota de golf en lugar de una pelota con puntas, durante algunas semanas. Se aplicaron masajes potentes a la pantorrilla para ayudar a aliviar la tensión de la fascia conectiva; su objetivo era liberar la presión sobre el calcáneo y, tal vez, también sobre la fascia plantar.

LTB activa-asistida

Primer paso: El paciente debe estar sentado y, así, debe fijársele el cuádriceps femoral con la rodilla en extensión.

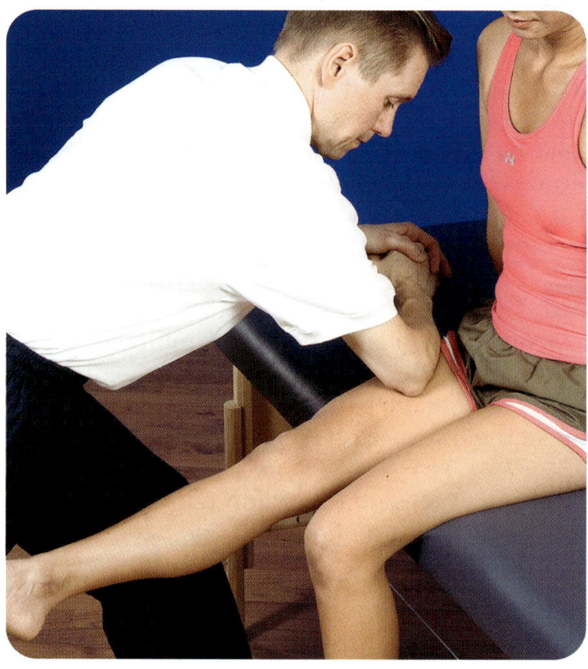

Segundo paso: Mantener la fijación mientras la persona flexiona la rodilla.

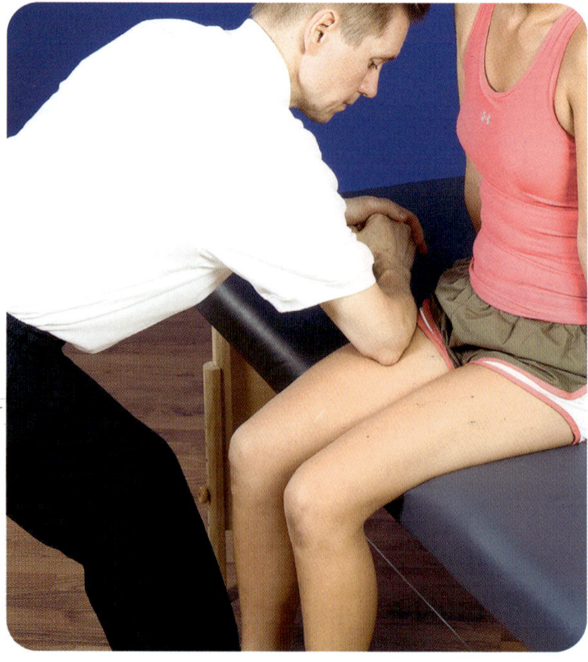

Tercer paso: Una vez que la rodilla está flexionada, soltar la fijación y repetir, colocando una nueva fijación un poco distal a la primera. Trabajar sobre todo el cuádriceps femoral en forma descendente, desde la cadera hasta la rodilla.

El terapeuta debe observar que la rodilla no tiene que estar totalmente flexionada para que la persona sienta un estiramiento en los tejidos. Se deben fijar el vasto lateral y el recto femoral para localizar zonas de tensión.

Éste es un estiramiento especialmente bueno para personas que tienen dolor en la cara anterior de la rodilla agravado por tensión del cuádriceps femoral. Trabajar lenta y cuidadosamente mientras se alcanza el extremo distal del músculo, lo cual aumenta el estiramiento y, así, la presión sobre la rótula.

CONSEJO PRÁCTICO

El terapeuta también puede realizar este estiramiento valiéndose del propio brazo izquierdo para fijar el cuádriceps femoral derecho del paciente. Sin embargo, es probable que, tanto al terapeuta como a la persona, esta posición les resulte un poco invasiva.

Ventaja: Es posible lograr una fijación fuerte y amplia sobre estos potentes músculos.

Desventajas: Es posible que tanto al terapeuta como al paciente, esta posición les resulte un poco invasiva.

- Cuidarse de no comprometer la propia postura. Es necesario adoptar una amplia base de sustentación para evitar la flexión anterior de la columna lumbar sin apoyo.

LTB activa con una pelota de tenis

Primer paso: El paciente debe estar recostado boca abajo sobre una alfombra y, colocar una pelota de tenis debajo del muslo con la rodilla en extensión.

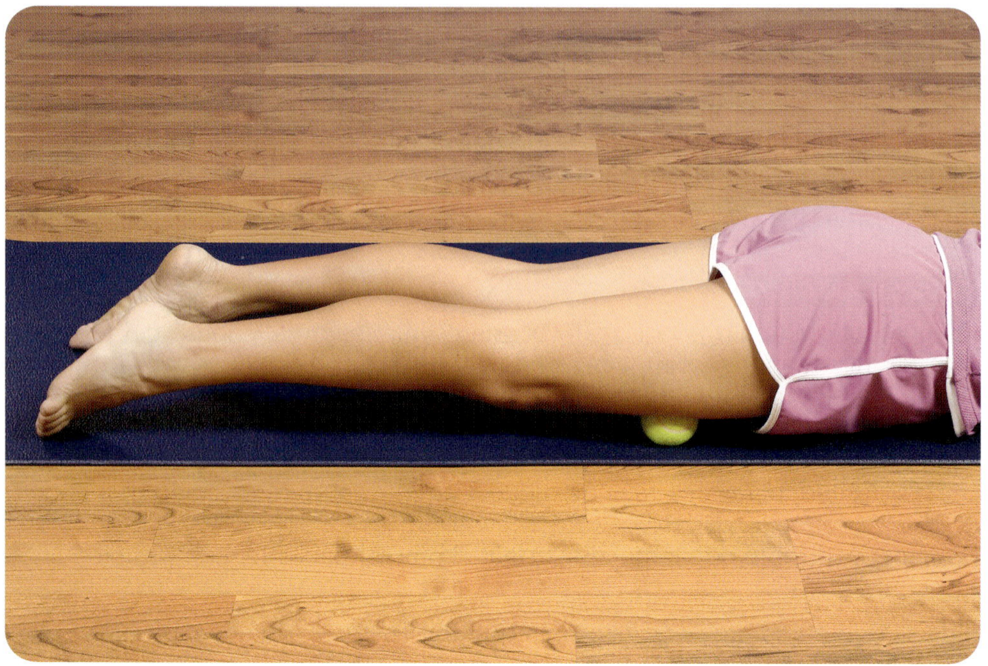

Segundo paso: Flexionar la rodilla.

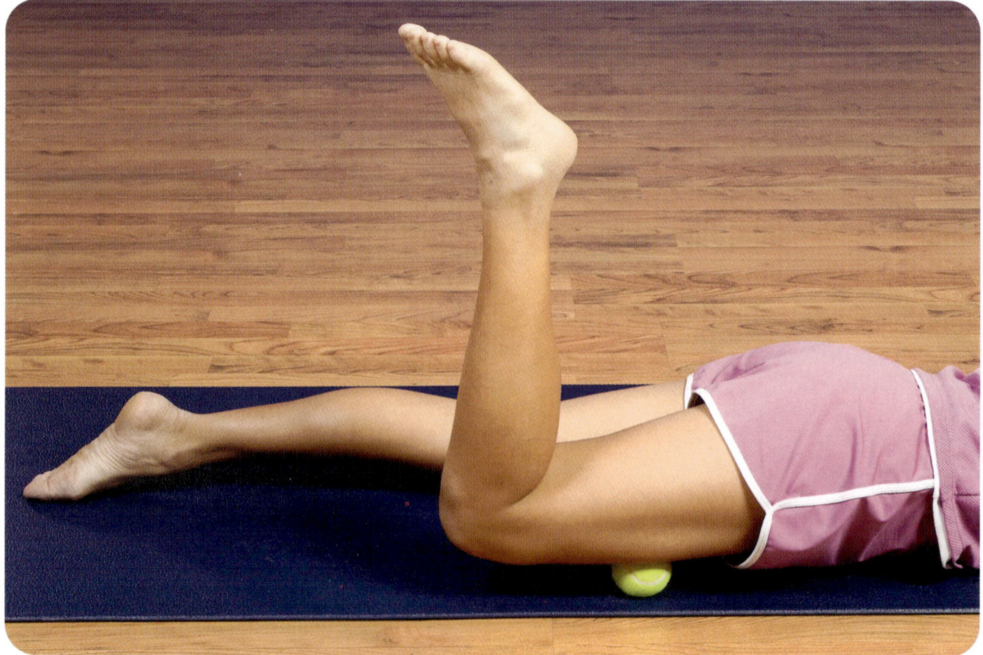

Colocar la pelota contra distintas partes del propio muslo y percibir dónde se siente más el estiramiento. Primero colocar la pelota cerca de la cadera; con fijaciones sucesivas, trabajar hasta la rodilla. Para aplicar el estiramiento al propio cuádriceps femoral, trabajar sistemáticamente sobre todo este grupo muscular, desde el vasto lateral hasta el vasto medial.

Ventaja: Éste es un valioso método para aquellos pacientes que sienten que un programa de estiramiento general para el cuádriceps femoral no está centrado en tejidos específicos. Por ejemplo, al colocar la pelota en la cara lateral del muslo es más probable acceder al vasto lateral.

Desventaja: No todos se sienten cómodos en esta posición. Éste es un tipo de LTB especialmente potente, por lo cual a algunas personas puede resultarles molesto.

A algunos pacientes esta técnica puede resultarles molesta porque todo el peso del miembro inferior recae sobre la pelota de tenis. Un método alternativo consiste en la fijación del propio muslo mediante un instrumento masoterapéutico, mientras se permanece sentado con el miembro inferior en extensión.

Para aplicar la LTB en forma activa al propio cuádriceps femoral mientras se permanece sentado en una silla o en el borde de una camilla, simplemente extender la rodilla y fijarlo con instrumento masajeador (véase la pág. 17). Mantener la fijación mientras se flexiona suavemente la rodilla. Repetir esta maniobra varias veces sobre diferentes partes de este grupo muscular.

LTB activa-asistida

Para realizar este estiramiento es necesario fijar el tibial anterior de el paciente, lo cual, algunas veces, es posible en posición acostada boca arriba. Sin embargo, en esta fotografía, el terapeuta ha colocado a la persona de costado con la pierna apoyada sobre un cabezal para acceder mejor al músculo. Observar que el terapeuta se apoya con la mano izquierda sobre la camilla para evitar tensiones en la columna lumbar.

Primer paso: Localizar el tibial anterior solicitándole al paciente que levante los dedos del pie. Mientras el tobillo de la persona está flexionado hacia dorsal, fijar el músculo. El tibial anterior es un músculo acintado, por lo cual el terapeuta que aparece en esta fotografía decidió fijarlo suavemente con el codo.

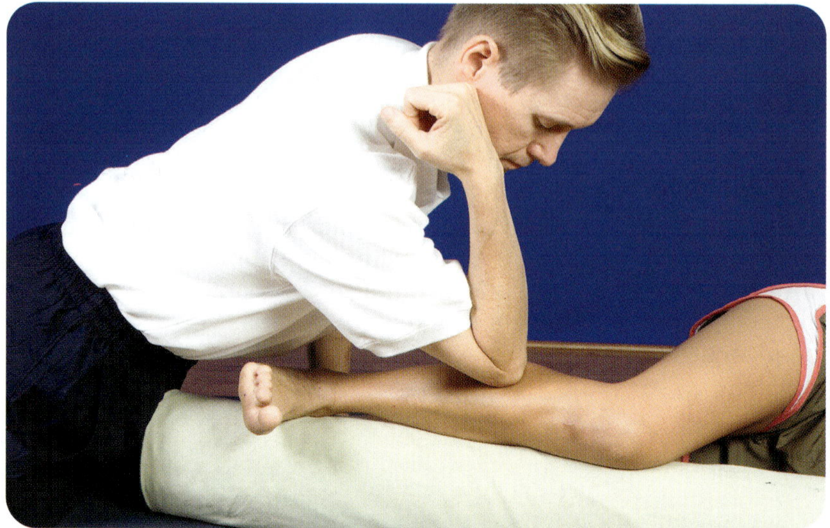

Segundo paso: Mientras se mantiene la fijación, solicitar a la persona que ponga los dedos de punta.

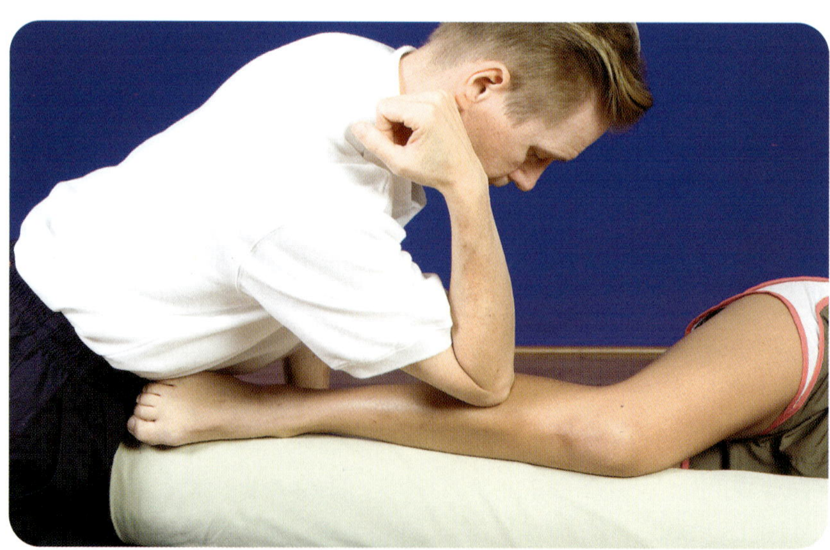

Tercer paso: Una vez que la persona puso los dedos de punta, soltar la fijación y elegir una nueva localización para la segunda fijación, un poco distal a la primera. Con el tobillo en flexión dorsal, fijar y repetir, trabajando desde proximal hacia distal, siempre que el paciente sienta el estiramiento y esté cómodo.

CONSEJO PRÁCTICO

El tibial anterior se vuelve tendinoso enseguida, de modo que no es necesario trabajar a lo largo de todo el músculo hasta el tobillo; al paciente esto podría resultarle molesto porque este músculo está sobre la tibia.

Ventajas: Es extremadamente difícil aplicar la LTB pasiva o la activa a este grupo muscular.

■ La LTB activa-asistida podría incorporarse a una rutina masoterapéutica con la persona acostada boca arriba una vez que el terapeuta confía en localizar el músculo con el paciente en esta posición.

Desventajas: De usarlas, este método podría comprometer los pulgares del terapeuta.

■ Evitar una presión excesiva al usar el codo para fijar los tejidos.

EN LA PRÁCTICA

La LTB activa-asistida del tibial anterior se asoció con un tratamiento con aceite en una persona con dolor tibial (*shin splints*). En un intento de abandonar el tabaco, dicha persona había empezado a correr; pensando que podría entrenar mucho y rápido, había estado corriendo todos los días durante tres semanas hasta que vio su actividad limitada por un dolor en la cara anterior de las piernas. Se descartaron fracturas por estrés, y se incluyó la LTB en una rutina masoterapéutica suave dos veces por semana durante tres semanas. Después de un período de descanso, la persona pudo retornar a un programa más suave de la misma actividad.

LTB activa-asistida

Primer paso: El paciente debe estar de costado; solicitarle que evierta el pie (el terapeuta debe mostrarle qué es lo que desea que haga). Fijar el músculo, que ahora está acortado. Para hacer la demostración, el terapeuta de la foto eligió fijar el músculo con la presión de los pulgares. En forma alternativa, usar el codo, teniendo en cuenta los cuidados necesarios para evitar contusionar los tejidos contra el peroné.

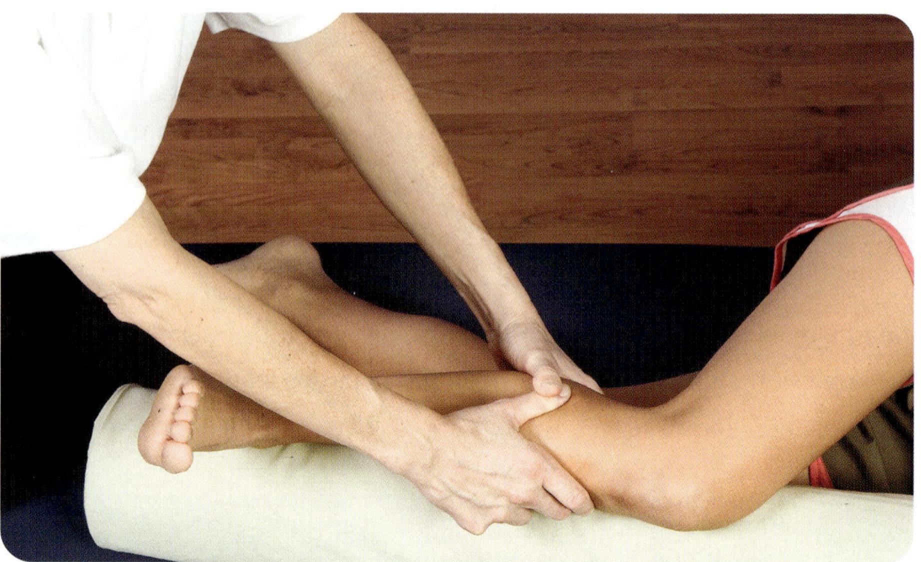

Segundo paso: Mientras se mantiene la fijación, solicitar al paciente invierta el pie (tal vez primero el terapeuta desee mostrarle a la persona cómo hacerlo y, más que usar el término inversión, solicitarle que gire la planta del pie hacia adentro).

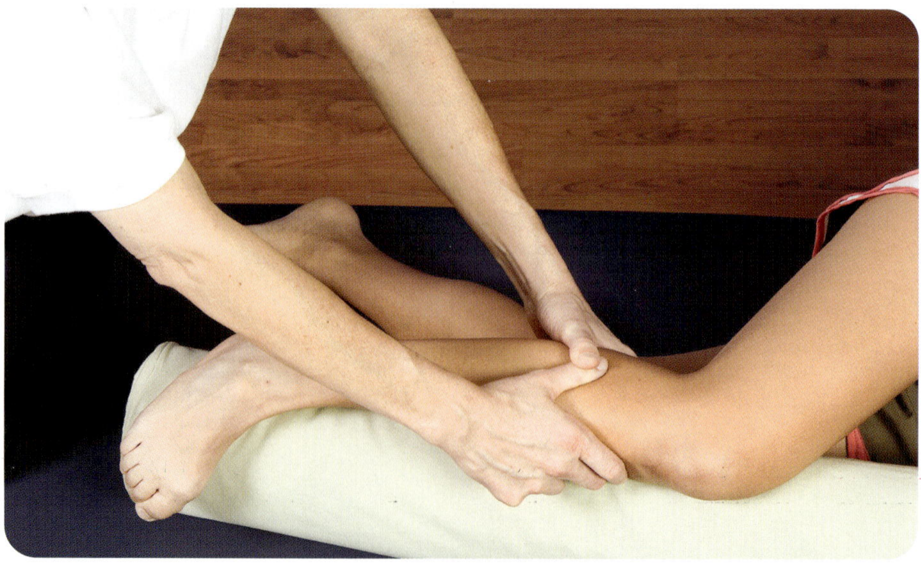

Tercer paso: Trabajar en una sola línea descendente a lo largo del músculo, desde proximal hacia distal, siempre que la persona sienta el estiramiento y esté cómoda.

CONSEJO PRÁCTICO

Las personas con pie plano tienen los peroneos especialmente tensos y, por lo tanto, el estiramiento de estos músculos podría serles de utilidad.

Ventaja: La LTB activa-asistida es la mejor porque la aplicación de la LTB pasiva o activa a este grupo muscular es extremadamente difícil.

Desventajas: Esta técnica podría comprometer los pulgares del terapeuta si los usa demasiado.

- Evitar la presión excesiva al usar el codo para fijar los tejidos.

LTB activa-asistida

Primer paso: El paciente debe estar de costado, con la cadera en posición neutra y, así, el terapeuta debe usar el antebrazo (cerca del codo) para fijar los glúteos, dirigiendo la presión hacia el sacro.

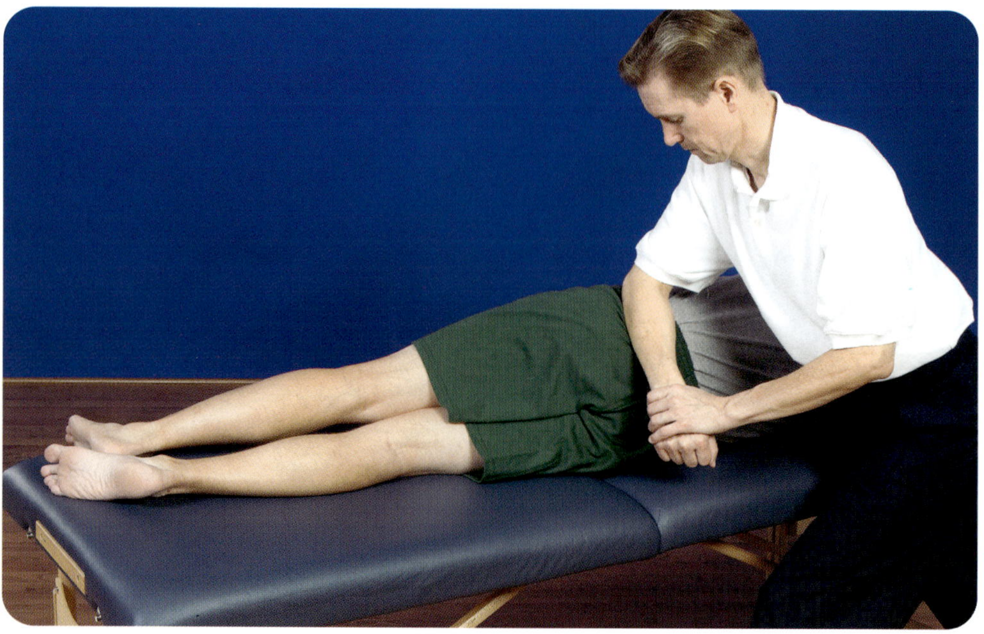

Segundo paso: Mientras se mantiene la fijación, solicitarle al paciente que flexione la cadera (tal vez pidiéndole que lleve la rodilla al pecho).

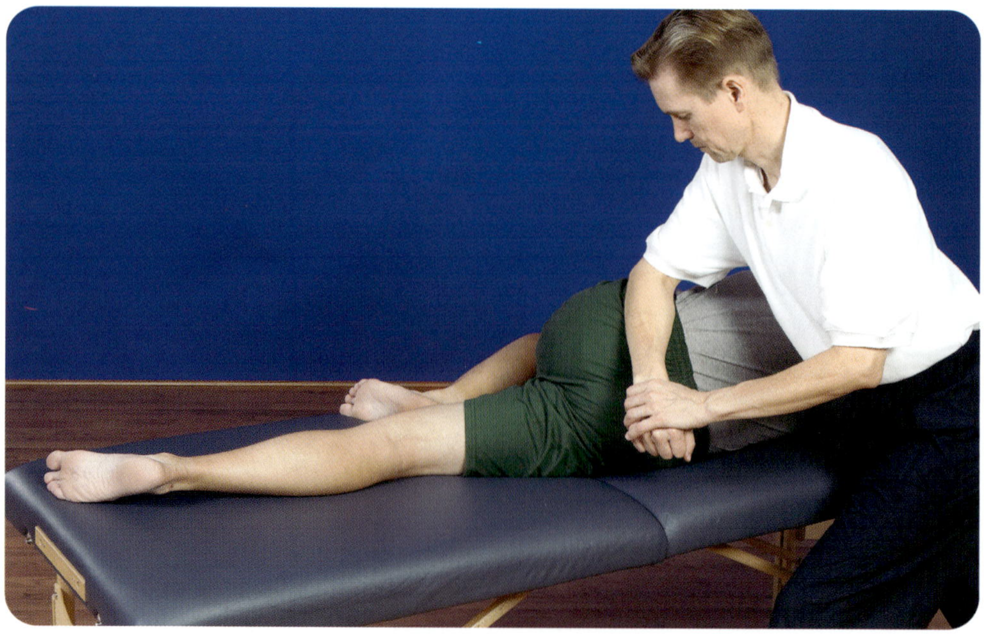

Tercer paso: Repetir esta maniobra modificando la posición de la fijación, durante algunos minutos, trabajando sobre el área que el paciente siente que más se beneficia.

CONSEJO PRÁCTICO

Aplicar la LTB activa-asistida a los glúteos es todo un desafío, y se requiere práctica para centrar la fijación en el lugar correcto de los músculos. Sin embargo, con la práctica, el terapeuta se dará cuenta de que hay una zona pequeña que, al ser fijada, proporciona el mayor grado de estiramiento.

Ventaja: La LTB activa-asistida es la mejor porque la aplicación de la LTB pasiva o activa a los glúteos es difícil.

Desventaja: Centrar la fijación en el lugar correcto de los músculos es todo un desafío.

LTB activa-asistida

Éste es un excelente estiramiento para aquellos que tienen tensos los flexores de la cadera. Es importante conseguir el consentimiento del paciente antes de aplicarlo. Hay que mostrarle dónde se intenta colocar las manos.

Primer paso: El paciente debe estar de costado, con la cadera flexionada y, así, el terapeuta debe fijar el ilíaco sobre la superficie anterior del ilion.

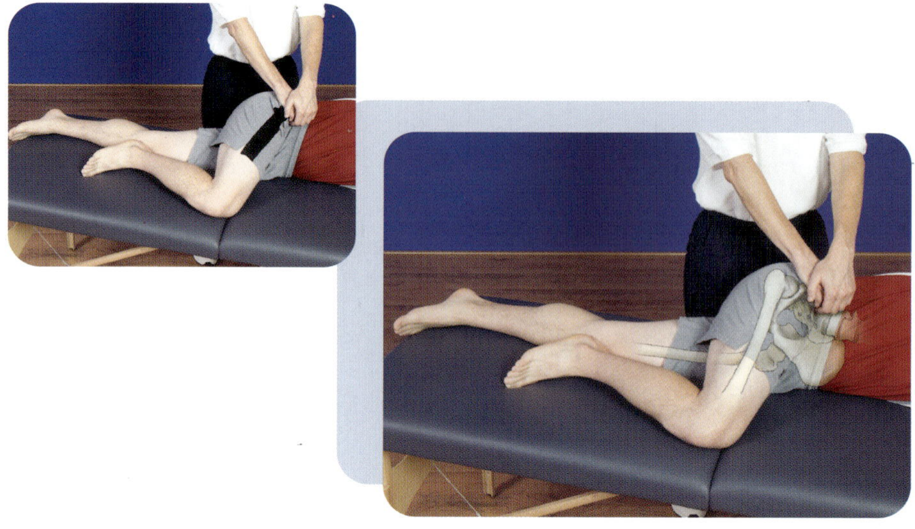

Segundo paso: Mientras se mantiene la fijación, solicitar al paciente que estire el miembro inferior, lo cual extiende la cadera.

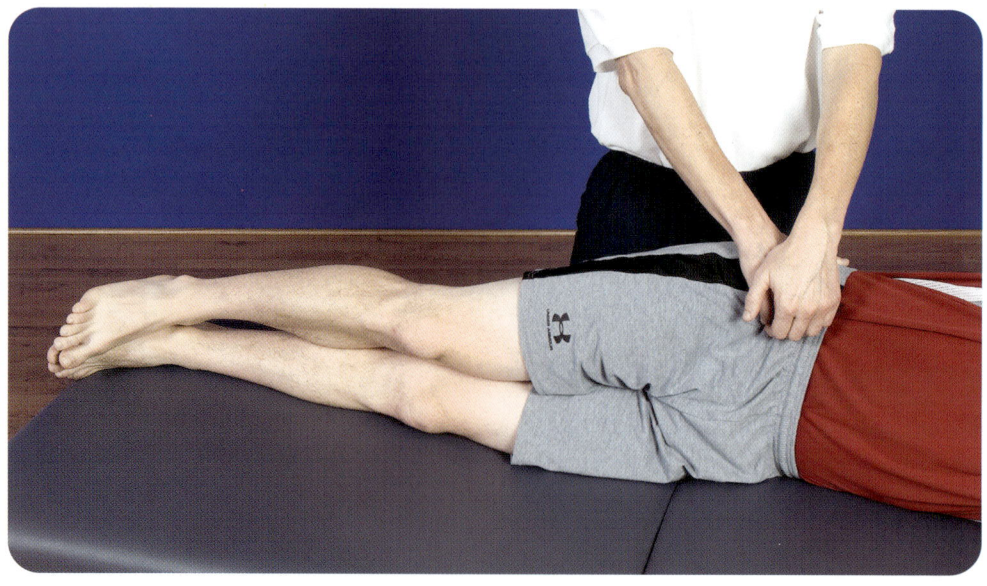

El área para trabajar es pequeña, de modo que la fijación puede repetirse en el mismo lugar o un centímetro al costado. En general, realizar el estiramiento de este modo tres veces brinda algo de alivio a la tensión de la región de la cadera.

Si el paciente requiere un grado mayor de estiramiento, antes que presionar más firmemente con los dedos, hay que hacerle extender la cadera al final del movimiento. Para el terapeuta, una forma de explicar esto es solicitándole a la persona que "presione contra sus dedos" cuando está llegando al final del movimiento.

CONSEJO PRÁCTICO

Las maniobras en esta región pueden provocar un cosquilleo. Para el terapeuta, una alternativa es solicitar al paciente que coloque su propia mano sobre el área y después presionar sobre ella. En forma alternativa, hay que disipar la presión trabajando a través de una toallita doblada en cuatro.

Ventajas: La LTB activa-asistida es la mejor porque la aplicación de la LTB activa o pasiva en esta zona es extremadamente difícil.

■ El contenido abdominal se hace a un lado en la posición de costado, por lo cual trabajar con el paciente en esta posición es relativamente más seguro que trabajar con éste en supinación.

Desventajas: Esta técnica requiere una fuerza de puño bastante fuerte.

■ Las maniobras sobre esta región pueden provocar un cosquilleo.

■ A algunas personas esta técnica les puede resultar invasiva.

EN LA PRÁCTICA

Una empleada de limpieza que trabajaba en una oficina me consultó para tratarse por un dolor en la región lumbar. Las pruebas revelaron que tenía muy tensos los músculos flexores de la cadera. Esta persona frecuentemente trabajaba arrodillada, con una flexión casi total de la cadera, lo cual le producía acortamiento de los músculos de la cadera y tensión en la columna lumbar. Después de explicarle el procedimiento mediante un esqueleto en miniatura, le apliqué la LTB a través de la ropa a lo largo de cuatro semanas para tratar el ilíaco. También le expliqué cómo estirar la cadera en forma activa.

Preguntas

1. Al aplicar la LTB a los músculos isquiocrurales, ¿qué región anatómica debería evitarse fijar?

2. Al aplicar la LTB pasiva a los músculos de la pantorrilla, ¿por qué el terapeuta debe usar el propio muslo para flexionar dorsalmente el tobillo del paciente?

3. ¿Es conveniente pararse sobre la pelota al aplicar la LTB activa a la planta del propio pie?

4. ¿Qué clase de personas podría sentir especialmente los efectos de la LTB en los peroneos?

5. ¿En qué posición debe estar el paciente que se trata el ilíaco: acostado boca abajo, boca arriba o de costado?

Liberación de tejidos blandos en los miembros superiores

Este capítulo explica cómo aplicar la liberación de tejidos blandos en los miembros superiores. En él, el terapeuta encontrará algunas comparaciones entre las aplicaciones de la LTB pasiva, activa-asistida y activa a cada uno de los grupos musculares de la parte superior del cuerpo. No obstante, debe observar que no todas las versiones de esta técnica pueden aplicarse a todos los grupos musculares (véase el cuadro 8.1).

Cuadro 8.1 Tipos de LTB que se aplican a los músculos de los miembros superiores

Músculo	TIPOS DE LTB		
	Pasiva	Activa-asistida	Activa
Tríceps braquial	✓	–	✓
Bíceps braquial	✓	–	✓
Extensores de la muñeca y los dedos	✓	✓	✓
Flexores de la muñeca y los dedos	✓	✓	✓

- **_LTB pasiva_**: La LTB puede usarse en forma pasiva en todos los músculos de los miembros superiores.
- **_LTB activa-asistida:_** La LTB activa-asistida es buena para los músculos flexores y extensores de la muñeca. La técnica requerida para la aplicación de este tipo de estiramiento permite su implementación en los músculos bíceps braquial y tríceps braquial, pero dado que éstos requieren una fijación suave, en general se los estira en forma pasiva o activa. Por tal razón, en esta obra no se incluyen ilustraciones de las aplicaciones de la LTB activa-asistida a estos músculos.
- **_LTB activa:_** Todos los músculos de los miembros superiores pueden estirarse mediante la LTB activa.

Las siguientes páginas brindan instrucciones detalladas para la aplicación de la LTB pasiva, activa-asistida y activa a muchos de los músculos de los miembros superiores, además de algunos consejos prácticos que pueden ayudar al terapeuta a aplicar las técnicas.

LTB pasiva

Primer paso: El paciente debe estar acostado boca abajo; cerciorarse de que pueda flexionar el codo. Extendérselo en forma pasiva para acortar el músculo. Aplicar la fijación cerca de su origen, dirigiendo la presión hacia el hombro.

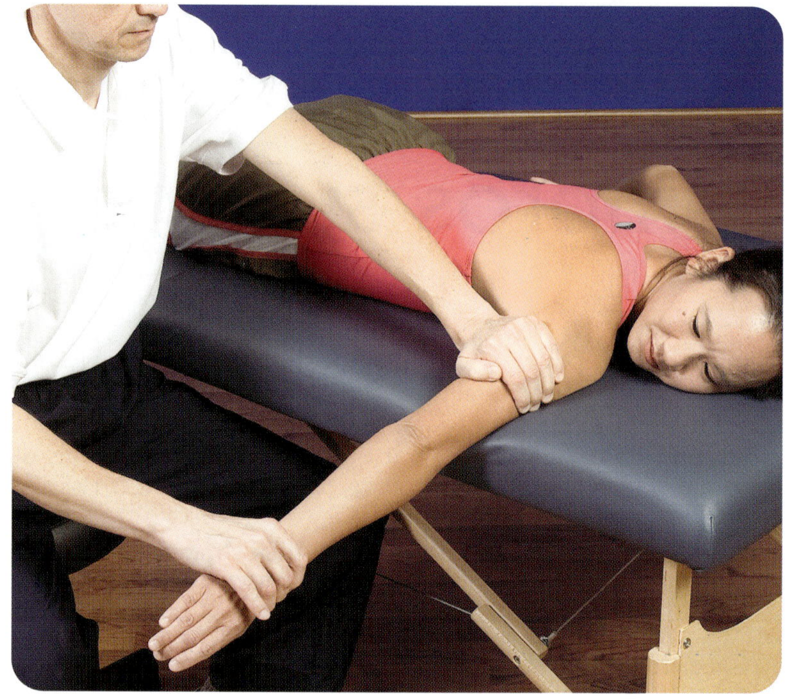

Segundo paso: Mientras se mantiene la fijación, flexionar suavemente el codo.

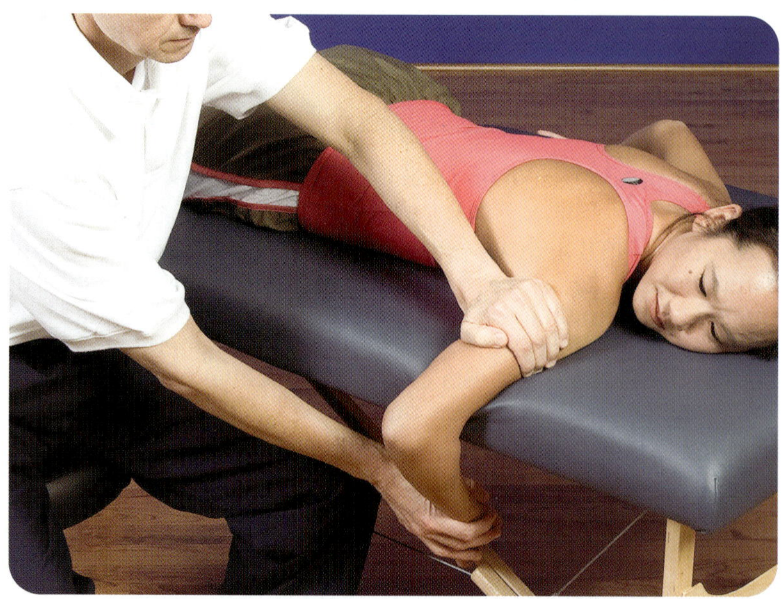

Tercer paso: Liberar la fijación, extender el codo y establecer un nuevo punto de fijación distal al primero. Repetir, trabajando en forma descendente desde el hombro hacia el extremo distal del húmero. Es muy probable que la persona experimente un estiramiento cada vez mayor a medida que el terapeuta se acerca al codo.

Ventajas: Este estiramiento es fácil de aplicar porque el tríceps braquial no requiere una fijación muy firme para que se estiren los tejidos.

- Si se aplica una fijación más específica, es posible localizar el estiramiento en algunos tejidos particulares.

- Dado que esta técnica se puede aplicar con el paciente boca abajo, este estiramiento es relativamente fácil de incorporar a un plan masoterapéutico holístico.

Desventaja: Tal vez sea necesario que el paciente cambie de posición para que el terapeuta se asegure de que tiene todo el brazo apoyado sobre la camilla.

LTB activa

Primer paso: Extender el codo y tomar el propio tríceps braquial.

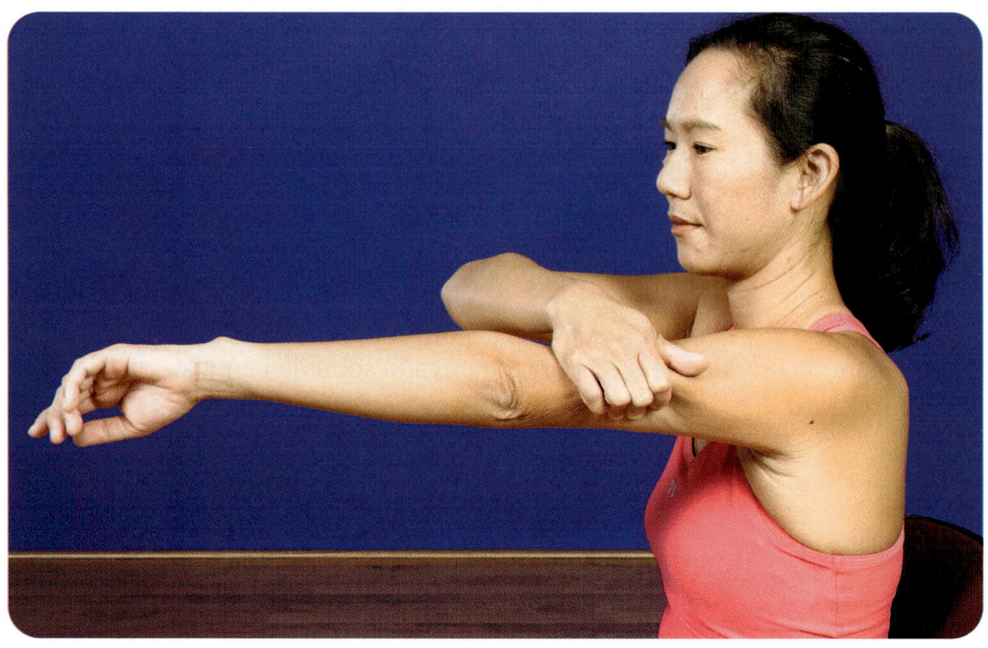

Segundo paso: Mientras se mantiene la fijación, flexionar suavemente el codo.

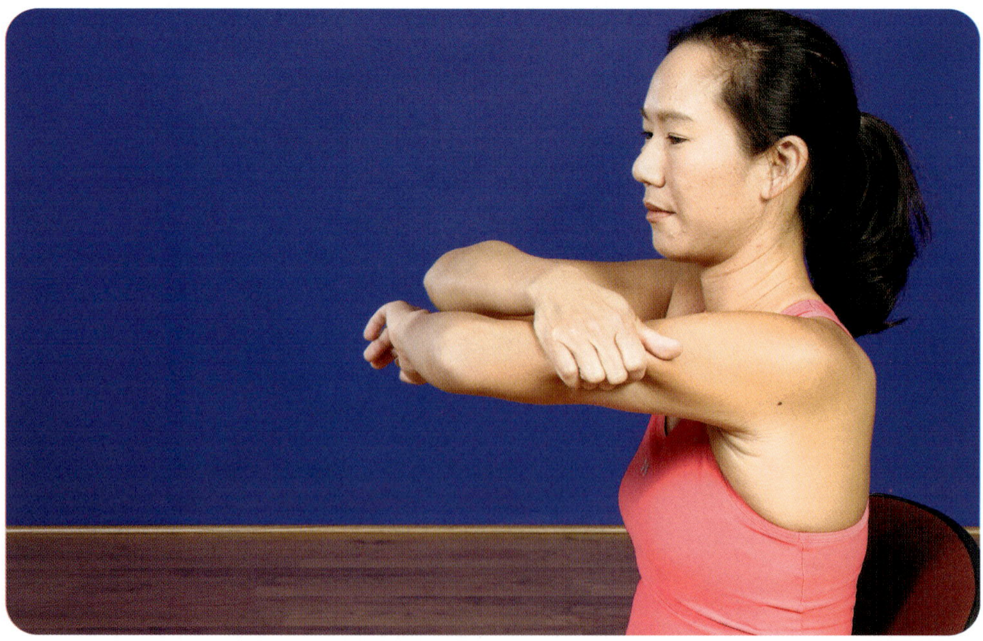

Algunas personas no sienten el estiramiento del tríceps braquial. Sin embargo, no cabe duda de que la mayoría lo sentirá al cabo de actividades que implican la extensión prolongada o repetitiva del codo, como el tenis. Para los masoterapeutas que extienden el codo en forma repetitiva al aplicar *effleurage* es conveniente alternar los tratamientos con la práctica personal de la LTB activa.

Ventaja: Éste es un estiramiento fácil de aplicar.

Desventajas: Es difícil aplicar una fijación pequeña en forma activa y, por lo tanto, localizar el estiramiento en tejidos específicos es todo un desafío.

- Al dirigir la presión hacia el hombro, el terapeuta estira los tejidos laxos y el estiramiento es mejor. Sin embargo, al trabajar con el tríceps braquial, es difícil dirigir la presión hacia el hombro; en consecuencia, la aplicación del estiramiento en forma activa no es tan eficaz como cuando se aplica en forma pasiva.

LTB pasiva

Primer paso: El paciente debe estar acostado boca arriba y con el codo flexionado en forma pasiva y, así, se le debe fijar suavemente el bíceps braquial, estirando la piel laxa mientras se dirige la presión hacia la axila.

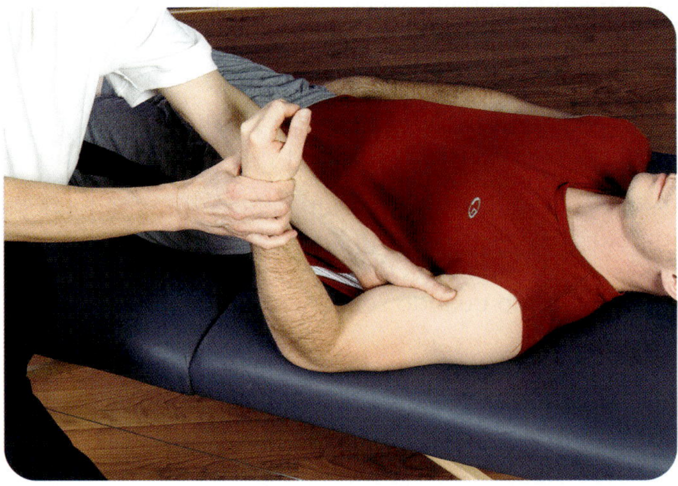

Segundo paso: Extender suavemente el codo mientras se mantiene la fijación.

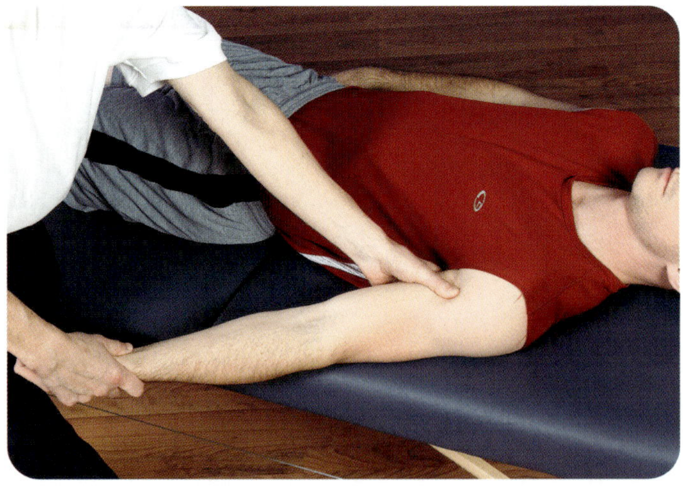

Tercer paso: Trabajar desde el extremo proximal del músculo, cerca de la articulación del hombro, hasta el codo. Evitar la presión sobre la fosa cubital, en la cara anterior del codo.

Ventaja: Este tipo de LTB es fácil de aplicar porque, en general, el m. bíceps braquial no requiere una fijación firme.

- Dado que la persona que recibe el tratamiento puede estar en supinación cuando se le aplica esta técnica, este estiramiento es relativamente fácil de incorporar a un plan masoterapéutico holístico.

Desventaja: La fijación de un bíceps braquial voluminoso puede ser difícil debido a su forma cilíndrica.

LTB activa

Primer paso: Con el propio codo en flexión, empuñar suavemente el m. bíceps braquial.

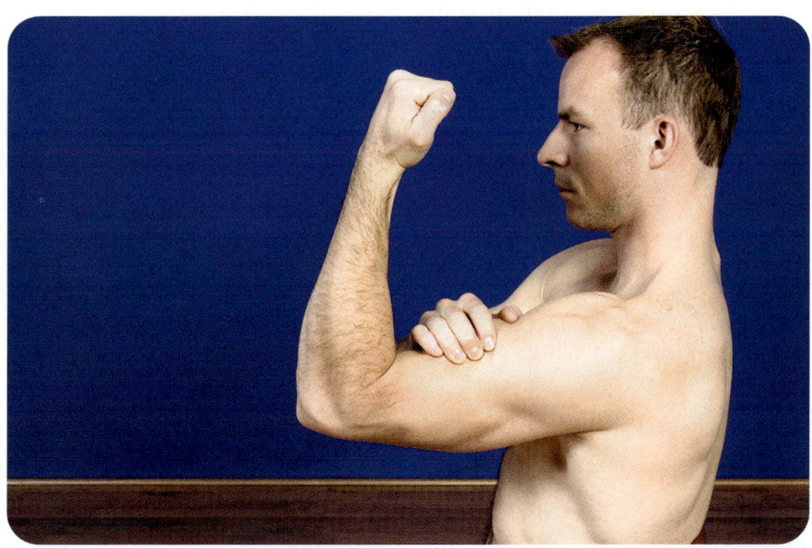

Segundo paso: Extender suavemente el codo mientras se mantiene la fijación.

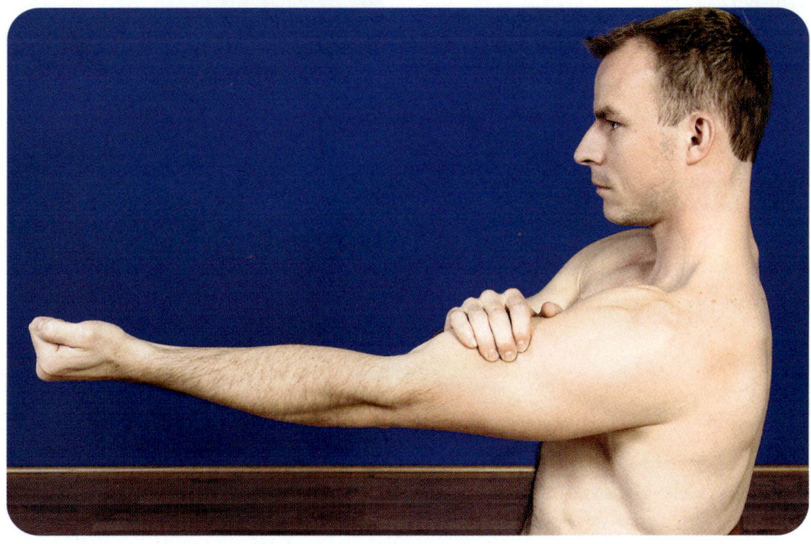

La aplicación de la LTB al bíceps braquial brinda una sensación agradable después de llevar a cabo cualquier actividad que implique la flexión prolongada o repetitiva del codo, como remar, cavar o llevar objetos pesados.

Ventaja: Éste es un estiramiento fácil de aplicar.

Desventajas: Es difícil aplicar una fijación pequeña en forma activa; por lo tanto, localizar el estiramiento en tejidos específicos es todo un desafío.

- Es difícil dirigir la presión hacia el hombro y estirar la piel laxa para que el estiramiento sea mejor.

LTB pasiva

Primer paso: Extender suavemente la muñeca del paciente. Fijar los vientres de los extensores de la muñeca y de los dedos en la cara lateral del antebrazo.

Segundo paso: Mientras se mantiene la fijación, flexionar suavemente la muñeca.

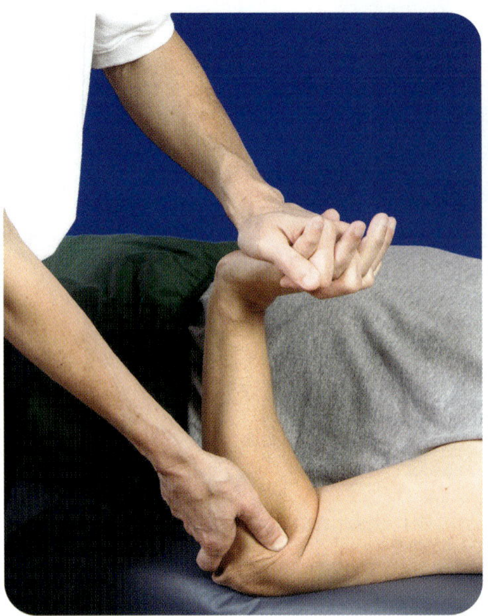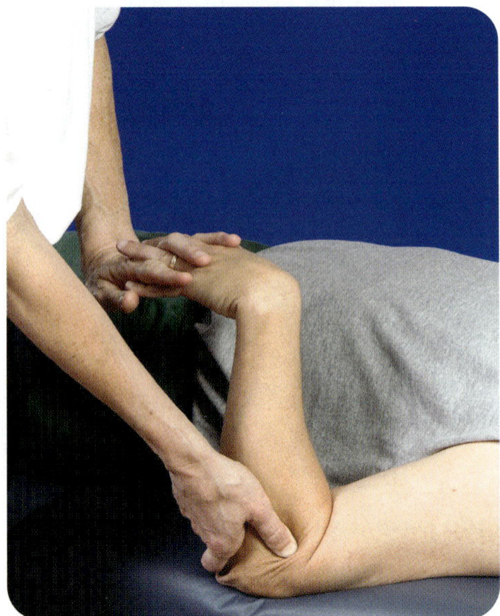

Tercer paso: Trabajar en todo el antebrazo en forma descendente desde el codo hasta la muñeca.

CONSEJO PRÁCTICO

Para localizar los vientres musculares, solicitar al paciente que extienda la muñeca activamente mientras se palpa la zona. Se sentirán los extensores de la muñeca y de los dedos mientras se contraen.

EN LA PRÁCTICA

Se aplicó la LTB pasiva a los extensores de la muñeca y de los dedos de una persona que se recuperaba de una epicondilitis (codo de tenista) consecutiva a la práctica de tenis, en combinación con un masaje completo del miembro superior. Se le explicó cómo aplicarse la LTB activa en forma alternada con las sesiones del tratamiento, así como la forma de aplicarse masajes. Se le aconsejó no aplicarse la LTB activa antes de jugar al tenis porque eso podría disminuir su fuerza de puño.

Ventajas: Dado que esta técnica puede aplicársele a la persona que recibe el tratamiento boca arriba, este estiramiento es relativamente fácil de incorporar a un plan masoterapéutico holístico.

■ Se requiere poca presión para fijar los tejidos.

Desventajas: Empuñar los músculos en forma correcta de manera que se pueda flexionar y extender la muñeca puede ser difícil cuando se está aprendiendo la técnica.

- Lograr el brazo de palanca sobre los vientres musculares con la persona boca arriba puede ser difícil.

LTB activa-asistida

Primer paso. Localizar los vientres de los extensores de la muñeca y de los dedos solicitando al paciente que extienda la muñeca. Fijar los tejidos.

Segundo paso: Mientras se mantiene la fijación, solicitar al paciente que flexione la muñeca.

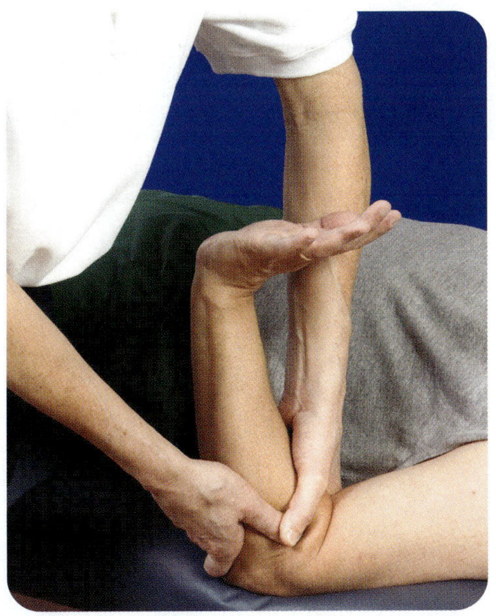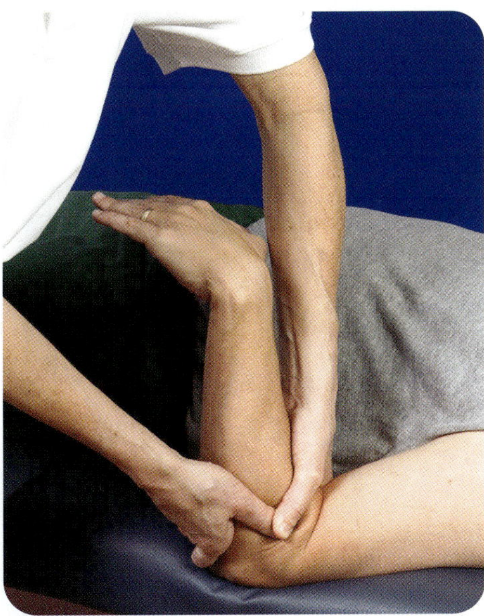

Tercer paso: Repetir la fijación sobre la cara lateral del codo, donde se localizan los vientres musculares.

CONSEJO PRÁCTICO

Esta técnica es valiosa para el tratamiento de trastornos tales como la epicondilitis y para personas que extienden la muñeca en forma repetitiva como los tenistas. Sin embargo, requiere extensión activa de la muñeca y, por lo tanto, puede fatigar los extensores de la muñeca y de los dedos.

Ventajas: Se puede aplicar un poco más de presión si se fuerzan los pulgares.

- La LTB activa es buena para las personas que no sienten el estiramiento pasivo.

Desventajas: Lograr el brazo de palanca sobre los vientres musculares con el paciente acostado boca arriba puede ser difícil.

LTB activa

Primer paso: Localizar los vientres de los propios extensores de la muñeca y de los dedos, que se encuentran en la cara posterolateral del antebrazo. Fijar suavemente los tejidos con la muñeca en extensión.

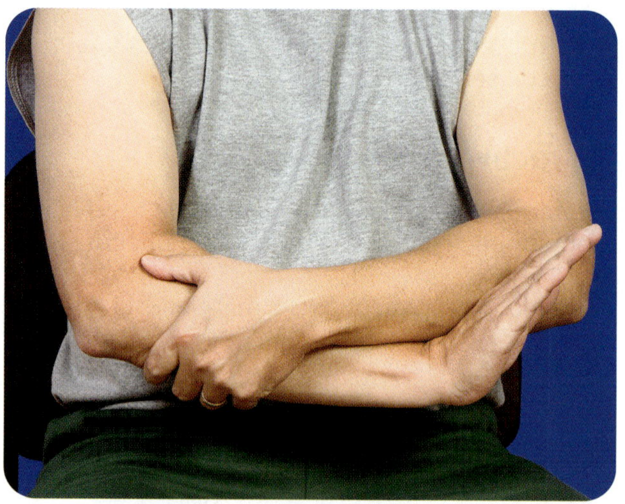

Segundo paso: Mientras se mantiene la fijación, flexionar suavemente la muñeca.

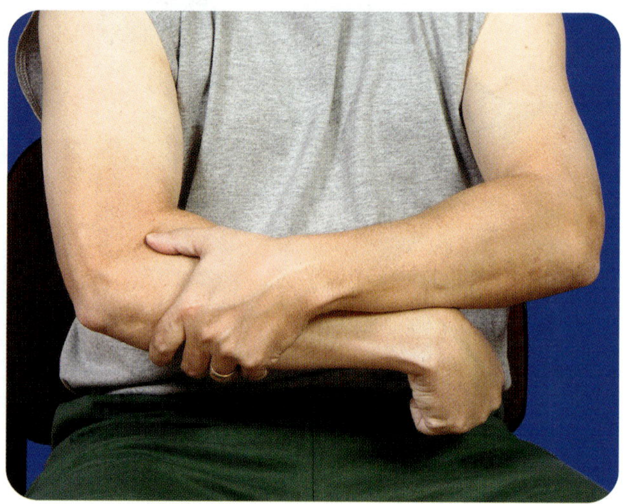

Tercer paso: Trabajar sobre los extensores de la muñeca de manera integral, desde proximal (cerca del codo) hasta distal (cerca de la muñeca).

CONSEJO PRÁCTICO

Al dirigir la presión hacia el codo y no en forma perpendicular sobre los músculos, el estiramiento es mejor. Esta técnica es de especial utilidad para los dactilógrafos, para cualquier persona con codo de tenista y para después de realizar actividades que suponen fuerza de puño, como llevar bolsos pesados.

Ventajas: Éste es un estiramiento relativamente fácil de aplicar. Es excelente para que los masoterapeutas se lo apliquen en los propios antebrazos en forma alternada con los que implementan en las personas que tratan.

Desventaja: Evitar la presión excesiva sobre los propios pulgares.

LTB pasiva

Primer paso: Solicitar al paciente que flexione la muñeca. Fijar suavemente el origen del flexor común.

Segundo paso: Extender suavemente la muñeca de la persona mientras se mantiene la fijación.

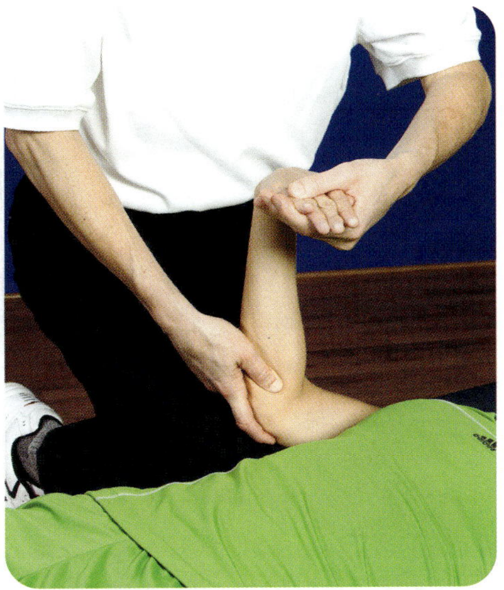 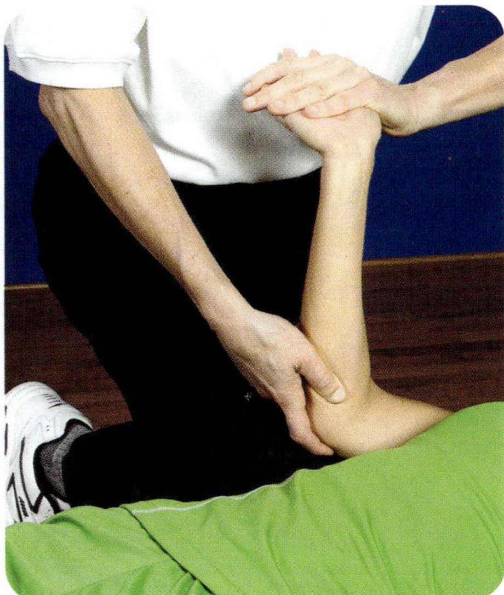

Tercer paso: Trabajar en todo el antebrazo en forma descendente, desde proximal (codo) hasta distal (muñeca).

CONSEJO PRÁCTICO

Para localizar los vientres musculares, solicitar al paciente que flexione la muñeca activamente mientras se palpa la zona. Se sentirán los flexores de la muñeca y de los dedos mientras se contraen.

CONSEJO PRÁCTICO

Tal vez al terapeuta le resulte mejor trabajar cerca del origen de este grupo muscular, que enseguida se vuelve tendinoso en el antebrazo. A algunas personas la presión sobre la cara anterior del antebrazo les resulta incómoda.

Ventaja: Dado que esta técnica se puede aplicar cuando el paciente está acostado boca arriba, este estiramiento es relativamente fácil de incorporar a un plan masoterapéutico integral.

Desventajas: Conseguir la fijación correcta de los músculos en forma correcta de manera que se pueda flexionar y extender la muñeca puede ser difícil cuando se está aprendiendo la técnica.

- Para estirar totalmente los flexores de la muñeca y de los dedos, es mejor que tanto los dedos como la muñeca estén extendidos, como muestra la fotografía, pero esta maniobra puede ser difícil cuando el terapeuta usa una sola mano.

LTB activa-asistida

Primer paso: Identificar los músculos solicitando al paciente que flexione la muñeca. Fijar los tejidos sobre los vientres musculares.

Segundo paso: Mientras se mantiene la fijación, solicitar a la persona que extienda la muñeca.

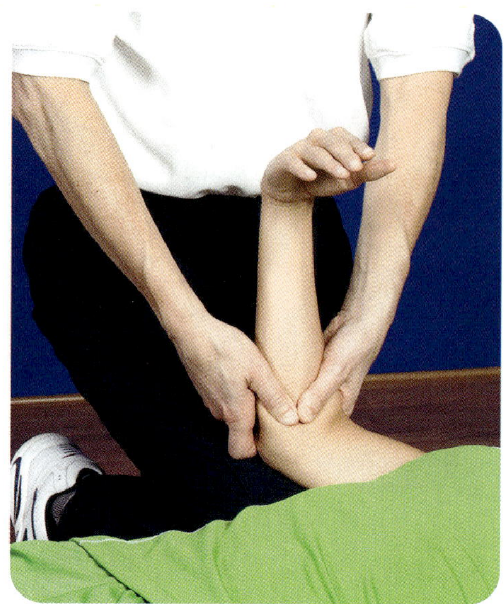 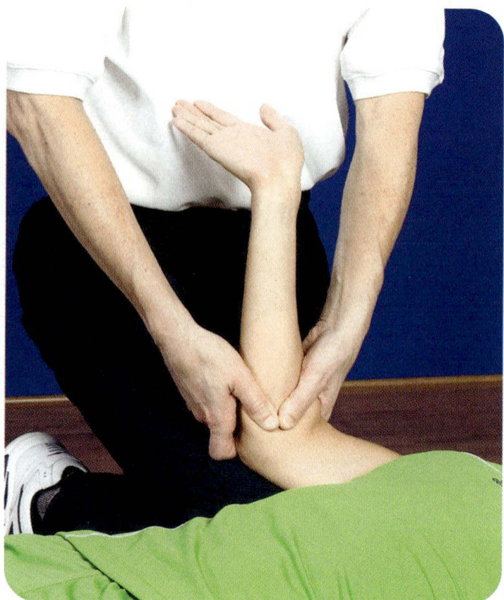

Tercer paso: Repetir esta secuencia de fijación, estiramiento, fijación y estiramiento sobre los vientres musculares.

Ventajas: Se puede aplicar un poco más de presión si se fuerzan los pulgares.

- Esta técnica es valiosa para trabajar con pacientes que no sienten el estiramiento cuando se lo aplica en forma pasiva.

Desventajas: Lograr el brazo de palanca sobre los vientres musculares con el paciente boca arriba puede ser difícil.

LTB activa

Primer paso: Identificar los vientres de los propios flexores de la muñeca y de los dedos palpándose la cara anterior del antebrazo mientras se flexionan la muñeca y los dedos. Se percibirán los músculos sobre la cara medial del antebrazo. Con la muñeca en flexión, fijar suavemente la región, tirando de los tejidos hacia el codo cuidadosamente.

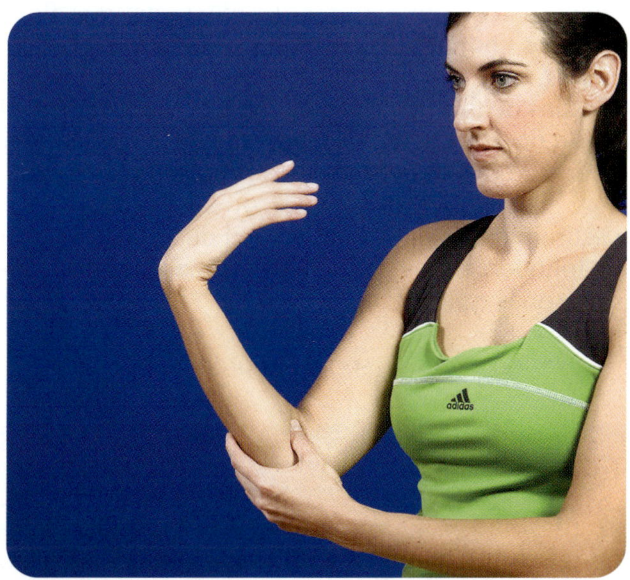

Segundo paso: Mientras se mantiene la fijación, extender suavemente la muñeca.

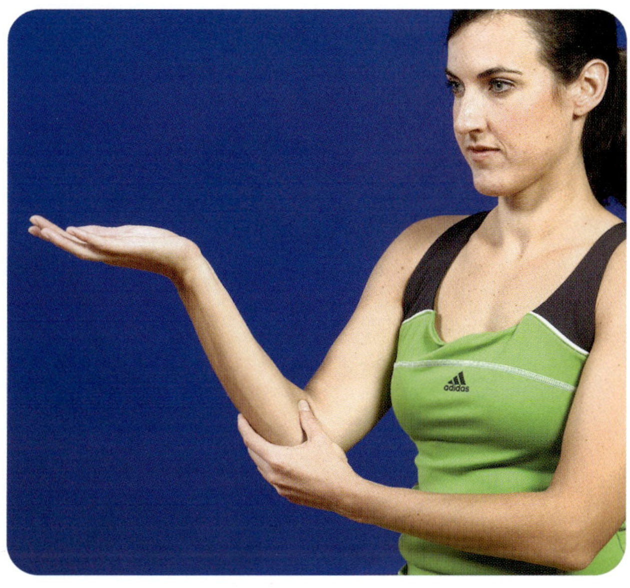

Tercer paso: Trabajar sobre todo el antebrazo, desde el codo hasta la muñeca.

Es probable que, a medida que se acerca a la muñeca, el terapeuta deba disminuir la presión debido a que el antebrazo se vuelve fibroso por los tendones y contiene numerosas estructuras vasculares y nerviosas que podrían comprimirse contra la cara anterior de los huesos del antebrazo.

Éste es un estiramiento excelente para los dactilógrafos, que flexionan los dedos en forma constante, y para los choferes de vehículos que, al tomar el volante, trabajan permanentemente con estos músculos. También es excelente para los jugadores de golf y puede aliviar las molestias ocasionadas por el codo de golfista. Para los masoterapeutas que aplican *petrissage* con las manos es conveniente alternar las prácticas sobre los pacientes con la práctica de la LTB activa en los propios flexores de la muñeca.

Ventajas: Éste es un estiramiento relativamente fácil de aplicar. Es excelente para que los masoterapeutas se lo apliquen en los propios antebrazos en forma alternada con los que implementan en las personas que tratan.

Desventajas: Evitar la presión excesiva sobre los propios pulgares.

EN LA PRÁCTICA

Con frecuencia me aplico la LTB en mis propios flexores de la muñeca después de llevar bolsas de compras o camillas. También usé esta técnica mientras escribía este libro, durante los recreos que me tomaba del teclado.

Preguntas

1. ¿Cuándo es especialmente probable sentir la LTB en el tríceps braquial?

2. ¿En qué posición está la persona que recibe el tratamiento cuando se le aplica la LTB pasiva en el tríceps braquial?

3. Al aplicar la LTB activa a los extensores de la muñeca, ¿se comienza con la muñeca en extensión o en flexión?

4. Al aplicar la LTB activa-asistida a los flexores de la muñeca, ¿la fijación se aplica cerca del codo o cerca de la muñeca?

5. Dar ejemplos de tres clases de personas para quienes la LTB de los flexores de la muñeca podría ser beneficioso.

PARTE IV

Programas de liberación de tejidos blandos

Esta parte de la obra explica todo el proceso de consulta con el paciente, proporciona ejemplos de las clases de preguntas iniciales que el terapeuta puede querer formular y ofrece ejemplos de los tipos de documentación que usan algunos terapeutas. La lectura cabal de los fundamentos de los distintos formularios de consulta y la comparación de la información proveniente de dos estudios de caso muy distintos acostumbrarán al lector a la forma en que se utiliza la información como ayuda para diseñar un programa terapéutico. Aunque los terapeutas usan diferentes formularios de consulta para asegurarse de cumplir con los requerimientos de sus organismos reguladores y agencias de seguro, los que se ofrecen en esta obra son valiosos ejemplos. ¿En qué se asemejan a los del lector? ¿El lector formula preguntas similares a las que se enumeran en la sección Preguntas Iniciales? ¿El lector usa un mapa anatómico, por ejemplo, o una escala analógica visual? En líneas generales, esta sección tiene como objetivo ayudar al terapeuta a establecer cómo es posible armar un programa terapéutico. Es descriptiva, más que prescriptiva. El lector debe usarla como ayuda para incorporar la LTB a sus propios programas terapéuticos, mejorando las distintas secciones de su proceso de consulta según sea necesario.

Elaboración de un programa de liberación de tejidos blandos

Todo terapeuta conoce la importancia de la consulta con el paciente. Tiene que averiguar los motivos que lo llevaron a buscar un tratamiento, qué es lo que espera de éste y, tal vez lo que es más importante, si existen factores que pueden contraindicar un potencial tratamiento. Para documentar la información del paciente se usa toda clase de formularios, incluso mapas anatómicos, sobre los cuales el terapeuta (o el paciente) destaca los síntomas, y escalas analógicas visuales, que se usan para registrar la intensidad del dolor, de la rigidez o de cualquier otra sensación. La mayoría de los organismos de gobierno y agencias de seguro insisten en que los terapeutas no sólo documenten sus tratamientos en detalle, sino que, además, los pacientes a los que tratan hayan consentido recibir tratamientos específicos y que los profesionales sigan los pasos razonables para asegurar que éstos no estén contraindicados. La mayoría de los lectores de esta obra estarán acostumbrados a estos requerimientos y comprenderán que son beneficiosos para todos los terapeutas: los protegen en calidad de tales, protegen a los pacientes y ayudan a mantener su profesionalismo. No obstante, es conveniente evaluar los fundamentos de cada uno de los formularios de consulta. Tal vez al lector esto le resulte especialmente valioso si es un terapeuta recién recibido o aplica terapias físicas distintas de los masajes y está interesado en aprender más acerca de las diferencias y semejanzas entre los formularios que se emplean en las consultas masoterapéuticas y los formularios a los que ya está acostumbrado.

Se empieza por analizar algunas de las preguntas que el terapeuta podría formular a sus pacientes cuando éstos se acercan por primera vez. A medida que lee estas preguntas, el terapeuta tal vez desee tildar las que ya formula e identificar las nuevas. Después, se analiza el mapa anatómico y la escala analógica visual, dos métodos para registrar información. También se considera el valor de la evaluación postural, y el porqué de calcular la amplitud de movimiento y de realizar otras pruebas especiales. Por último, se evalúan dos estudios de casos y se analiza cómo la información reunida influyó en todo el programa de tratamiento; también se brindan ejemplos de toda la documentación usada en uno de éstos, y se resume la del otro.

Al final de este capítulo, tal vez el terapeuta haya descubierto algo que le gustaría agregar a su propia consulta. Quizás sólo se sienta satisfecho al comprobar que la forma en que actualmente desarrolla sus consultas es correcta. De un modo u otro, se sentirá confiado e inspirado para empezar a aplicar la liberación de tejidos blandos sobre sí mismo y sobre sus familiares, sobre sus amigos y, por supuesto, sobre sus pacientes.

Preguntas iniciales

Las preguntas iniciales del terapeuta forman parte de la consulta con los pacientes. Las que aparecen en la figura 9.1 lo ayudan a identificar los motivos que lo llevan a buscar un tratamiento y también lo hacen al brindar algunas pistas sobre la clase de liberación de tejidos blandos que podría usarse, si es posible que sea eficaz o si debe ser utilizado. A algunos terapeutas les gusta hacer preguntas guiadas; otros prefieren dejar que los pacientes les cuenten su historia de un modo semiestructurado mientras analizan las respuestas y las atribuyen a distintas causas. Todos los terapeutas prefieren las preguntas abiertas antes que las preguntas por sí o por no: las preguntas abiertas tienden a recabar más información. También es bueno registrar las respuestas en las propias palabras del paciente tanto como sea posible y evitar las respuestas inducidas. Algunas veces es tentador preguntar: *¿Dónde le duele?* cuando el paciente puede no haber consultado por dolor sino por algo que llama *rigidez* o *tirón*.

No cabe duda de que formular preguntas es una habilidad y tal vez sea la parte más importante del proceso de consulta: un interrogatorio eficaz monta la escena para lo que va a seguir. Los pacientes deben sentirse lo suficientemente relajados para contarle su historia al terapeuta y, como tal, éste necesita la confianza para evaluar y aclarar comentarios destacados sin dejar que la consulta inicial se salga de los límites manejables de tiempo ni hacer que la persona se sienta presionada a apresurarse. Tal vez el lector ya sepa cómo estas preguntas iniciales determinan la relación profesional con el paciente: cuando se las formula con sensibilidad, pueden contribuir a tal relación; cuando se lo hace con brusquedad o en forma apresurada, pueden distanciar al paciente.

En los casos en los que hay mucha información, a veces para el terapeuta una buena idea es, al cabo de la sesión destinada a las preguntas iniciales, resumir su percepción de la situación y exponerla ante el paciente. Por ejemplo, "Entonces, para dejar las cosas claras, usted nunca antes tuvo ningún problema en la pierna. Hace un mes empezó a correr y desde entonces nota el aumento gradual de un *malestar* en la parte anterior de los muslos. Este dolorimiento es molesto cuando se para o cuando se pone en cuclillas, pero parece desaparecer al cabo de 24 horas si se toma un descanso. Probó algunos de los estiramientos indicados para después de la actividad física que encontró en un libro para personas que corren, pero reconoce no haberlos hecho muy seguido. Ahora, cuando trata de estirarse, la parte anterior de los muslos le duele todavía más". Esto le da al paciente la oportunidad de aclarar cualquier punto. Tal vez no haya sido claro al describir lo que pasaba; tal vez el terapeuta entendió algo mal. Algunas veces, escuchar la historia mientras se la leen le recuerda al paciente algo que había olvidado totalmente. Esto es muy frecuente: "Ah, cierto que una vez me pegaron en el muslo. Pero eso fue hace siglos. ¡Me había olvidado por completo! Estaba jugando al fútbol, y un botín me dio en la pierna. No sangré ni nada; sólo me quedó un moretón realmente grande, pero desapareció después de un tiempo. ¿Podría eso tener algo que ver con este problema?".

Como el lector bien sabe, uno de los motivos por los cuales los terapeutas tienden a formular tantas preguntas y a tratar de trabajar en forma holística es que, si bien un paciente puede presentarse con un problema de cadera, por ejemplo, una lesión en una

PREGUNTAS INICIALES

Nombre del paciente:	Fecha:

1. **¿Cómo puedo ayudarlo?**

2. **¿Dónde está el problema que me refirió?**

3. **¿Cuándo comenzó?**

4. **¿Cuál fue la causa?**

5. **¿Está mejor, peor o igual?**

6. **¿Empeora con algo?**

7. **¿Mejora con algo?**

8. **¿Ha recibido algún tratamiento para este problema? ¿Fue beneficioso?**

9. **¿Alguna vez ha sufrido este trastorno?**

10. **¿Ha sufrido alguna lesión en la misma área?**

11. **¿Puede describir el malestar que siente?**

12. **¿Cómo afecta este trastorno su trabajo y su tiempo libre?**

13. **¿Cree que hay algo más que yo tenga que saber?**

Figura 9.1 Usar estas preguntas iniciales para identificar los motivos que llevan a buscar un tratamiento y dar con algunas pistas respecto de si debe usarse la liberación de tejidos blandos y de cómo debe aplicársela.

De J. Johnson, 2009, *Liberación de tejidos blandos* (Champaign, IL: Human Kinetics).

región puede afectar otras partes del cuerpo. Tal vez un paciente no sea consciente de la relevancia de una lesión antigua y, por lo tanto, puede o haberla olvidado o pasarla totalmente por alto, pensando que no vale la pena mencionarla. Si un paciente consulta por un dolor en el hombro, por ejemplo, tal vez ni siquiera piense en mencionar que se acaba de recuperar de una lesión cervical por latigazo. A menos que sepa anatomía, tal vez no tenga en cuenta que las lesiones de algunos de los músculos del cuello también afectan el hombro.

Los terapeutas de todas las disciplinas que trabajan en hospitales y consultorios a menudo adquieren una gran habilidad para formular estas preguntas iniciales porque trabajan dentro de estrictos límites de tiempo. Aprenden a identificar cuáles son las respuestas que requieren indagar y cuáles no son tan importantes. A menudo, también aprenden a reconocer la clase de personas con las que se están manejando, y esto les da una idea de cómo tratarlas. Por ejemplo, alguien que realiza actividad física en forma regular e intensa y que tiene tendencia a sufrir lesiones por exceso de entrenamiento va a responder en forma distinta si se le dice que tiene que hacer reposo de lo que lo hará alguien que acaba de comenzar un programa de ejercitación y está deseoso de obtener tanto asesoramiento como sea posible para evitar lesiones. En raras ocasiones, durante esta primera parte de la consulta, a veces resulta obvia la derivación del paciente. Cualquiera sea el modo en que estructura la entrevista, al final de la sesión de preguntas iniciales, el terapeuta habrá formado una opinión sobre por qué el paciente consulta, cuál es su problema y dónde está localizado y si existen contraindicaciones para que se continúe con la evaluación.

CONSEJO PRÁCTICO

La capacidad de resumir en forma precisa y sucinta es una habilidad en sí misma. Para potenciar su confianza en esta área, el terapeuta debe practicar lo siguiente: Formular preguntas a un miembro de la familia o a un amigo, y resumir lo que el paciente dice. Es necesario encontrar a alguien que tenga algo que pudiera llevarlo a consultar al terapeuta para recibir tratamiento. El terapeuta debe practicar formulando preguntas mientras se toma el tiempo para determinar la rapidez con la que puede identificar el problema principal, alguna contraindicación y si al cabo del interrogatorio inicial es probable que esté capacitado para brindar alguna ayuda. El terapeuta se debe dar veinte minutos. Tratar otra vez, dándose sólo diez minutos. ¿Hay preguntas clave entre las formuladas que podrían haber identificado los principales problemas del paciente en sólo cinco a siete minutos si se las hubiera formulado antes?

EN LA PRÁCTICA

Un paciente con dolor considerable me consultó para recibir masajes en la espalda. Había sufrido un accidente muy inusual: Estaba participando de un programa de actividad física que suponía cabalgar en la pista circular de un circo. Mientras trataba de asegurarse al caballo con las piernas, un arnés de seguridad que tenía alrededor de la cintura lo tiró del caballo. Mientras me contaba esta historia, se puso de pie con gran dificultad y, levantándose la parte de atrás de la camisa, me dijo: "Mire esto". Tenía dos hematomas muy grandes, uno a cada lado de la columna lumbar. Obviamente, ésta era una lesión aguda en la que cualquier tipo de masaje estaba contraindicado, por lo que fue derivado inmediatamente.

A continuación se enumeran algunas de las preguntas que el terapeuta podría formular como parte de su interrogatorio inicial. No es necesario hacerlo en este orden y, por supuesto, tal vez el terapeuta desee modificar esta lista. Como puede observarse, son preguntas valiosas para hacer cuando el paciente se acerca al terapeuta con una lesión concreta o un problema en una parte específica del cuerpo; sin embargo, muchas podrían omitirse si el paciente consulta por un plan masoterapéutico general, por ejemplo. Estas preguntas son las que probablemente se incluyan en la consulta de un masoterapeuta. Tal vez los masoterapeutas deportivos, los terapeutas deportivos, los fisioterapeutas, los especialistas en quiropráctica y algunos médicos elijan ampliar y adaptar estas preguntas. En esta obra, damos por sentado que el paciente probablemente necesite algún tipo de masoterapia; tal vez, incluso la liberación de tejidos blandos.

1. ¿Cómo puedo ayudarlo?

Hay muchas preguntas para comenzar el interrogatorio y, lamentablemente, dos de las más frecuentes son: ¿dónde le duele? y, ¿cuál es el problema? Ninguna de ellas es aconsejable, aun cuando se las formule en forma sugerente, porque aunque son concretas, también son inductoras de una respuesta específica. En primer lugar, tal vez el paciente no tenga ningún dolor; quizás sienta rigidez, tensión o una molestia. Es mejor dejar que el paciente diga cómo se siente y después usar la misma terminología (¿un tirón? ¿también tira cuando mira hacia el piso?). En segundo lugar, es probable que la persona no tenga la más mínima percepción de que su trastorno es un problema. Muchos consultan para recibir masajes como parte de un programa general de mantenimiento. Por ejemplo, algunas personas que corren pueden recibir masajes en forma profiláctica para reducir las probabilidades de que se les presenten problemas asociados con la cintilla iliotibial; algunos fisicoculturistas piensan que los masajes ayudan a disminuir las probabilidades de que aparezca dolor tardío.

Para comenzar el interrogatorio el terapeuta debe elegir una pregunta que le sea conveniente formular. Si le parece vulgar preguntar: ¿qué puedo hacer por usted? o demasiado chocante preguntar: ¿Entonces, por qué está usted aquí?, debe probar con una vaguedad deliberada: Ana mencionó que se trataba de su rodilla. ¿Eso es así? La primera pregunta no necesariamente induce una larga explicación; bien podría llevar al terapeuta al *quid* de la cuestión (la fisioterapeuta dice que tengo un hombro congelado. No estaba segura, pero dijo que estaba bien probar con masajes si a mí me parecía que podrían ayudar).

2. ¿Dónde siente la molestia que describe?

La primera pregunta del interrogatorio debería ayudar a determinar la principal dolencia del paciente y la región del cuerpo que afecta, o cualquier otro motivo que lo lleva a buscar tratamiento. Si el paciente describe un problema asociado con un músculo, es necesario determinar si el problema está en todo el músculo o sólo en parte de él. Por lo tanto, a algunos terapeutas les gusta formular una pregunta separada que, específicamente, busca determinar: "¿dónde está la molestia que describe?", que se podría parafrasear dependiendo de la situación, por ejemplo: "¿me puede mostrar dónde le duele?" o "¿siente la molestia en la parte de adelante o en la parte de atrás de la rodilla?" La liberación de tejidos blandos puede aplicarse para estirar fibras musculares específicas. Por lo tanto, saber que un desgarro antiguo de los músculos isquiocrurales está localizado en el bíceps femoral, por ejemplo, es valioso porque significa que, más adelante, el terapeuta puede palpar y tal vez centralizar el tratamiento en este músculo. A menudo, los terapeutas vinculan esta pregunta con un mapa anatómico (véase la figura 9.3, pág. 140) escribiendo Ver el cuadro, o hacen un pequeño bosquejo si hay espacio en el formulario de consulta. Después de tratamientos sucesivos, el terapeuta puede referirse a esta sección para establecer si el lugar inicial de la molestia (en caso de haber habido alguno) se desplazó.

3. ¿Cuándo comenzó?

Con esta pregunta el terapeuta trata de establecer si la aparición del problema fue gradual o repentina. ¿El paciente describe un trastorno agudo, tal vez una lesión que acaba de sufrir, como una contractura muscular, o esta lesión se produjo hace algún tiempo? Una contractura de un músculo de la pantorrilla que se produjo ayer, por ejemplo, se trataría en forma distinta a una contractura que el paciente sufrió hace una semana y todavía causa problemas. Cuanto más aguda es la contractura, menos probable es que el terapeuta aplique la LTB. Esta pregunta también ayuda a identificar lesiones por uso excesivo, como la tendinitis crónica, que se presentan en forma gradual y pueden agravarse por actividades repetitivas. A menudo, el paciente no puede puntualizar cuándo se presentó el trastorno, pero igualmente sus respuestas brindarán pistas con respecto a las posibilidades de tratamiento con la LTB: Aparece en el trabajo, después de haber estado trabajando en el ordenador durante cuatro o cinco horas.

4. ¿Cuál fue la causa?

Con frecuencia la causa de la lesión es conocida ("estaba corriendo y, de repente, sentí un dolor agudo en la pierna, y no puede correr más"), pero en los trastornos tales como los dolores musculares consecutivos al estrés postural o al uso excesivo, la aparición es tan insidiosa que tal vez la persona no pueda identificar el factor agravante: "no tuvo una causa. Sólo duele cuando manejo. Es peor cuando hay mucho tránsito, y tengo que usar mucho la palanca de cambios. Entonces me empieza a doler tanto el brazo como el hombro".

5. ¿Está mejor, peor o igual?

Conocer el comportamiento del trastorno es de especial utilidad dentro del contexto de la LTB. Un empeoramiento podría indicar que el paciente sufre un trastorno por uso excesivo por el cual necesita hacer reposo o ser derivado. Ninguna de estas afecciones debe tratarse con la LTB. Por otra parte, una tensión de los músculos isquiocrurales que parece estar empeorando podría indicar que la LTB sería beneficiosa.

6. ¿Empeora con algo?

Saber qué agrava el trastorno es de gran utilidad. Las lesiones por uso excesivo se agravan por el uso de la parte afectada. La respuesta a esta pregunta ayuda al terapeuta a identificar si aconsejar reposo al paciente e indicarle que se abstenga de usar esa parte del cuerpo podría ser apropiado para la convalecencia.

7. ¿Mejora con algo?

Conocer lo que produce alivio también es conveniente. Es probable que los pacientes que refieren que el estiramiento les ayuda a aliviar el dolor, la rigidez o las molestias se beneficien con la LTB. Algunos terapeutas preguntan: ¿Hay algo que pueda hacer usted mismo que le alivie el dolor? Algunas veces el paciente responde en forma directa ("No. Mejora solamente si dejo de andar en bicicleta; cuando me froto donde duele siento alivio") o muestra un movimiento que suele hacer pero que no puede describir con facilidad: "Si me siento así de erguido el dolor desaparece; algunas veces quiero seguir así. Eso parece hacerme sentir mejor durante un ratito". La tensión muscular a menudo se alivia mediante el estiramiento y los cambios de postura, de manera que las personas que refieren aliviarse con estos movimientos podrían ser mejores candidatas para recibir la LTB que aquellas cuyos trastornos tal vez no estén asociados con los tejidos blandos.

8. ¿Ha recibido algún tratamiento para este problema? ¿Fue beneficioso?

A veces el terapeuta no tendrá que formular esta pregunta porque el paciente le dirá: "los masajes me ayudan" o "cuando vi al médico estuve bien durante un tiempo" o "la última vez lo solucionó una compañera del gimnasio". Entonces el terapeuta puede investigar qué suponían esos masajes previos, qué hizo el médico o si en el gimnasio se realizó un fortalecimiento o un estiramiento. Si el paciente refiere que recibió masajes y que éstos empeoraron el trastorno, es probable que el terapeuta se vea limitado para aplicar masajes otra vez. Por el contrario, la persona puede haber recibido la LTB previamente y puede decirle al terapeuta dónde se aplicaron las fijaciones exactamente y cuánto se vio beneficiada en ese momento.

9. ¿Alguna vez ha sufrido este trastorno?

Si un paciente sufre una afección en forma constante, tal vez necesite un tratamiento más regular o quizás exista un trastorno subyacente del que hay que ocuparse. Posiblemente este paciente necesite modificar su rutina de entrenamiento. Es sorprendente que, algunas veces, los pacientes repiten actividades que ocasionan dolor: "siempre me empiezan a doler las piernas cuando corro sobre un piso duro; sólo me duele el cuello cuando manejo durante cuatro horas sin parar y me olvido de mis estiramientos".

10. ¿Ha sufrido alguna lesión en la misma zona?

Aunque no siempre es relevante, a veces esta pregunta ayuda a llegar al fondo de problemas de larga evolución. Por ejemplo, la aparición de nuevo tejido cicatrizal sobre una lesión antigua que ya tiene su propio tejido cicatrizal puede conducir a un área de rigidez que requiere un período más prolongado y específico de LTB.

11. ¿Puede describir el tipo de molestia que siente?

A algunos terapeutas les gusta formular esta clase de preguntas en seguida y, algunas veces, el paciente describe su dolor, rigidez o molestia mucho antes de que el terapeuta pregunte sobre el tema ("me duele todo el tiempo mientras escribo"). El terapeuta debe cuidarse de documentar lo que dice el paciente sin poner palabras en su boca ("cuando giro la cabeza, siento como si algo se me aplastara cerca del cuello, aquí"). Esta información es valiosa y totalmente distinta de manifestaciones tales como "me duele cuando giro la cabeza". Una de las mejores preguntas que el terapeuta puede hacer es: "¿qué siente?" Si trata al paciente, probablemente quiera entrevistarse con él para constatar la eficacia del tratamiento. Entonces, puede preguntar: "¿Todavía siente como si algo se le aplastara cuando gira la cabeza?" A algunos terapeutas les gusta usar una escala analógica visual (EAV) (véase figura 9.4, pág. 141) que evalúa la intensidad de las sensaciones del paciente.

12. ¿Cómo afecta esta lesión su trabajo y su tiempo de esparcimiento?

Esta pregunta brinda toda clase de pistas sobre la rapidez con la que el paciente desea recuperarse si la LTB se usa como parte de la rehabilitación ("según el médico, una vez que pueda doblar totalmente la rodilla puedo volver al trabajo"), cuáles son sus niveles de estrés ("van todos los demás; siento como que le estoy fallando al equipo; si pudiera jugar en el partido del jueves… Eso sería maravilloso") o si el problema está limitando el rendimiento ("me preocupa empezar a sentir que los músculos isquiocrurales se me ponen tensos, que me va a dar un tirón en alguna parte. La última vez me pasó eso y tuve que dejar de entrenar por dos semanas"). En general, esta pregunta puede ayudar a determinar cómo es probable que el paciente responda al tratamiento y cuáles son sus expectativas con respecto a él.

13. ¿Cree que hay algo más que yo tenga que saber?

Esta pregunta final es imprescindible. No hay manera alguna en que podamos saberlo todo sobre los pacientes que vamos a tratar; un paciente puede darnos una respuesta muy simple como: "Sí, hoy sólo puedo quedarme treinta minutos porque la persona que cuida a mi hijo está enferma" o algo que puede influir directamente sobre el tratamiento pero que tal vez no surge del interrogatorio médico: "quiero probar con esto de nuevo, pero cuando me trataba aquel otro profesional, me sentía un poco mareado al levantarme".

Las formas en que los pacientes responden a las preguntas iniciales del terapeuta brindan abundante información, no necesariamente a partir del interrogatorio directo. Por ejemplo, tal vez sus respuestas revelen qué piensan del tratamiento, de los profesionales médicos o de su propio cuerpo, y a menudo ponen de relieve incluso más preguntas que es necesario formular. La manera en que los pacientes responden a las preguntas iniciales brinda algunas pistas sobre el modo de continuar con otras partes de la consulta.

Historia clínica

Obviamente, la historia clínica del paciente es de gran importancia; no sólo ayuda al terapeuta a identificar factores que posiblemente contribuyan al problema por el cual la persona espera ser tratada, sino que además lo ayuda a detectar contraindicaciones para los masajes. En la figura 9.2 aparece el ejemplo de un formulario de historia clínica. Debe recordarse que las contraindicaciones de la liberación de tejidos blandos incluyen la propensión a desarrollar hematomas, la piel delgada y los síndromes de hipermovilidad articular. Otras posibles contraindicaciones de los masajes o de la LTB son el trauma fisiológico reciente, la corticoterapia prolongada, la hipertensión o hipotensión arterial extremas, las venas varicosas, los trastornos dermatológicos contagiosos, los problemas cardíacos, la diabetes, la osteoporosis y el edema pulmonar. En algunas de estas situaciones, pueden aplicarse masajes en algunas partes del cuerpo pero no en la parte afectada. También es importante recordar que cualquier tipo de masaje, incluso la LTB, está contraindicado durante las primeras 12 semanas de embarazo.

Evaluación

Un *mapa anatómico* (figura 9.3) es una referencia valiosa y rápida a la cual el terapeuta puede referirse antes de aplicar el tratamiento en sí y para registrar cambios. Es simplemente un bosquejo del cuerpo, que ofrece una vista anterior, una posterior y a veces la de ambos costados del cuerpo, sobre las cuales el terapeuta registra el área de los síntomas del paciente que trata, lo cual es de utilidad porque se puede ver rápidamente si la tensión de la pantorrilla se extiende a lo largo y en todo el espesor del músculo, o si está localizada en una región específica, como el tendón calcáneo (Aquiles). Algunos terapeutas usan distintos tipos de sombreado para indicar diferencias en las sensaciones. El sombreado más oscuro podría representar un aumento del dolor o de la rigidez, por ejemplo. Los mapas anatómicos también pueden usarse para indicar áreas de lesiones antiguas o áreas de contraindicaciones (como el pie de atleta, por ejemplo). Cuando es necesario documentar los síntomas relacionados con varias partes del cuerpo, a algunos terapeutas les gusta indicar cuál es el área principal, tal vez mediante algunos números

HISTORIA CLÍNICA

Nombre:	Teléfono (domicilio):	Teléfono (trabajo):
Dirección:	Teléfono móvil:	Fecha de nacimiento:

Nombre/teléfono del médico:

Dirección:

Ocupación:	Peso:	Altura:
Medicación actual:	¿Derivado?	
Cirugías o enfermedades recientes:	Embarazo:	

Problemas circulatorios (corazón, edema pulmonar, hipertensión o hipotensión arterial, mala circulación):	
Sistema respiratorio (asma, bronquitis, fiebre del heno):	
Trastornos dermatológicos (dermatitis, eccema, sensibilidad, infecciones micóticas):	
Trastornos musculares o esqueléticos (fibromialgia, antecedentes de fracturas):	
Problemas neurológicos (trastornos del nervio ciático, epilepsia, migraña):	
Problemas urológicos (cistitis, ampollas, problemas renales):	
Sistema inmunológico (propensión a resfríos, inmunodeficiencia):	
Problemas ginecológicos (tensión premenstrual, menopausia, tratamiento de reemplazo hormonal, períodos menstruales irregulares):	
Problemas hormonales (diabetes):	
Problemas digestivos (indigestión, constipación, segmento intestinal aislado):	
Problemas psicológicos o relacionados con el estrés (depresión, ansiedad, ataques de pánico, inestabilidad emocional):	

EXENCIÓN DE RESPONSABILIDAD: Confirmo a mi mejor saber y entender que no he ocultado ninguna información relevante para mi tratamiento y que entiendo y acepto toda la responsabilidad por el tratamiento que me es dado. Además, que he proporcionado la información correcta como se la detalla en este formulario, y que, en el supuesto caso de que estas circunstancias cambiaran, se lo informaré al terapeuta.

Firma del paciente: ⎯⎯⎯⎯⎯⎯⎯⎯⎯⎯⎯⎯⎯⎯⎯

Firma del terapeuta: ⎯⎯⎯⎯⎯⎯⎯⎯⎯⎯⎯⎯⎯ Fecha: ⎯⎯⎯⎯

Figura 9.2 Toda persona que busca tratamiento debe completar una historia clínica. En ella, el terapeuta encontrará información importante sobre la persona, especialmente respecto de las contraindicaciones de la liberación de tejidos blandos.

De J. Johnson, 2009, *Liberación de tejidos blandos* (Champaign, IL: Human Kinetics).

dentro de un círculo (1), (2), (3), donde (1) representa el área principal que se va a tratar. Como los terapeutas experimentados sabrán, un mapa anatómico no siempre muestra el área donde se debe implementar el tratamiento, porque aquella en la que se sienten los síntomas no necesariamente es el área con problemas.

Algunas veces es conveniente completar el mapa anatómico mostrándoselo al paciente para que confirme que la marcada es el área correcta. Algunos terapeutas deciden marcar su mapa anatómico durante la fase del interrogatorio inicial de la consulta para obtener un panorama general de la localización actual y pasada de los problemas. Esto es especialmente valioso si hay muchas áreas para tratar o una lesión de antecedentes complejos. Otros prefieren completar el mapa ya sea palpando al paciente o después de una sesión masoterapéutica inicial en la cual se evalúan los tejidos. Obviamente, el registro de la información a medida que el paciente se la brinda al terapeuta documenta lo que el primero dice y es considerado como parte de una evaluación subjetiva, mientras que el registro de los datos hallados durante la palpación o durante una sesión masoterapéutica es una forma de evaluación objetiva. No importa qué método se utilice, siempre que el registro sea sistemático.

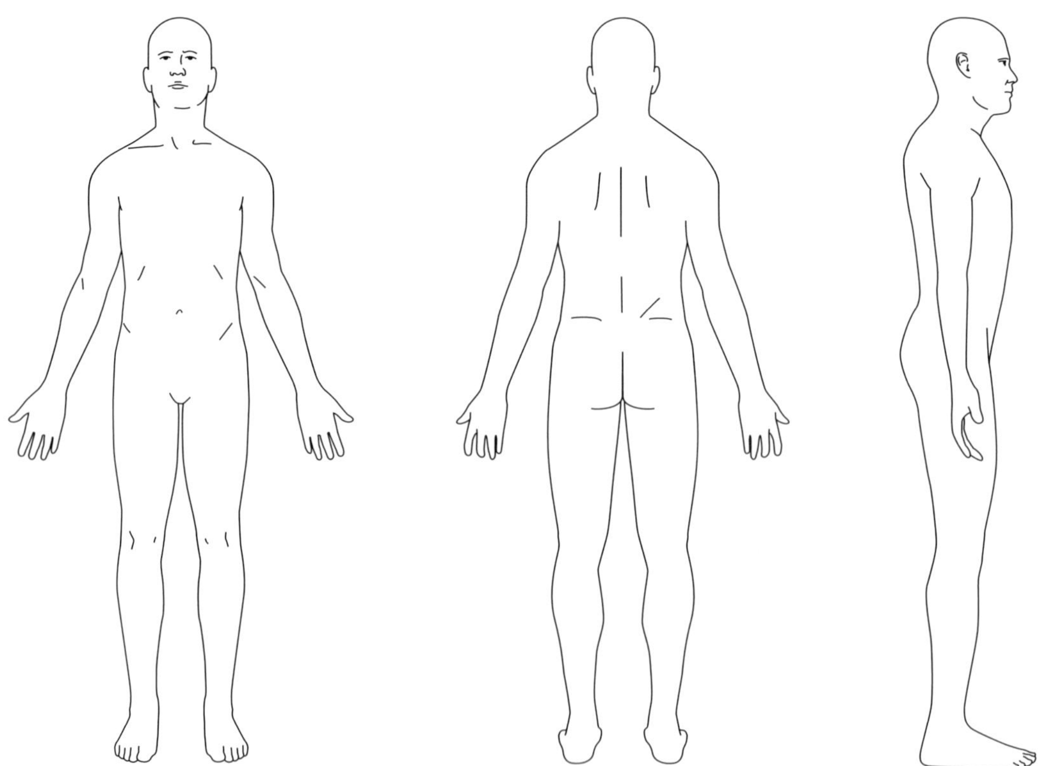

Figura 9.3 Usar un mapa anatómico como el de la figura para registrar el área donde se presentan los síntomas de la persona que se va a tratar.

De J. Johnson, 2009, *Liberación de tejidos blandos* (Champaign, IL: Human Kinetics).

> **CONSEJO PRÁCTICO**
>
> No siempre es aconsejable que el terapeuta le muestre su mapa anatómico al paciente después del tratamiento si está documentando sus propios hallazgos objetivos, debido a que, simplemente, el paciente podría encontrar que el terapeuta ha marcado toda clase de cosas sobre el mapa, como los lugares donde halló tejidos especialmente tensos o áreas de calor o sensibilidad aumentadas, por ejemplo. Al ver un mapa anatómico cubierto de marcas, algunas personas podrían alarmarse y pensar que tienen toda clase de problemas cuando, en realidad, el mapa tan sólo representa los hallazgos sutiles que el terapeuta ha documentado en forma integral.

Para documentar evaluaciones subjetivas como dolor, rigidez, sensaciones de tirón y dolorimiento, entre otras, puede usarse una *escala analógica visual* (figura 9.4). Las escalas son rápidas, fáciles de usar y eficaces. Tan sólo hay que trazar una línea sobre un papel. En el extremo izquierdo hay que escribir "sin dolor" o "sin rigidez"; en el extremo derecho de la línea, lo opuesto: "el peor dolor de mi vida" o "rigidez máxima". Mostrarle la línea al paciente y pedirle que la marque para indicar la intensidad del síntoma. Después del tratamiento, tal vez el terapeuta desee pedirle al paciente que marque la línea de nuevo, en una nueva EAV. Si el objetivo del tratamiento era reducir el dolor, por ejemplo, la nueva marca debería encontrarse más hacia la izquierda. No siempre es necesario usar este método de reevaluación inmediatamente después de terminado el tratamiento. Algunas veces resulta obvio que el tratamiento ayudó por lo que la persona dice y hace. Además, los trastornos de larga evolución no necesariamente desaparecen en una sola sesión. Tal vez se necesiten varias antes de que el terapeuta desee reevaluar al paciente mediante una EAV.

> **CONSEJO PRÁCTICO**
>
> El terapeuta no debe colocar números en su escala analógica visual. Los pacientes recuerdan los números y pueden tener preferencias por un número en particular. O tal vez piensen que *deberían* sentir una rigidez mucho menor, por ejemplo, y entonces marcar 3 al recordar que la marca previa era de 6. Si el terapeuta llegara a evaluar a un paciente mediante una escala analógica visual en blanco, tal vez compruebe que mientras que la sensación de rigidez es menor después del tratamiento, se redujo a 5 e incluso a 4, pero no a 3.

Una *evaluación postural* rápida brinda alguna otra información que podría ser relevante para la aplicación de la LTB. Buscar cuáles de los músculos del paciente que se va a tratar están acortados y tensionados, y cuáles están alargados y debilitados. Usar la LTB para tratar los músculos acortados y tensionados con el objetivo de alargarlos, y evitar el estiramiento de los músculos que ya están demasiado alargados. En general, cuando los músculos del pecho (como el pectoral mayor) están tensionados, los músculos de la columna dorsal (como las fibras transversas del trapecio) están más alargados y debilitados; cuando los abdominales están debilitados, los músculos de la columna lumbar (como el erector de la columna) y los músculos flexores de la cadera (como el psoas) están tensos. Para obtener más información sobre la evaluación postural consultar *Músculos: evaluación y función con la postura y con dolor,* editado por Florence Peterson Kendall.

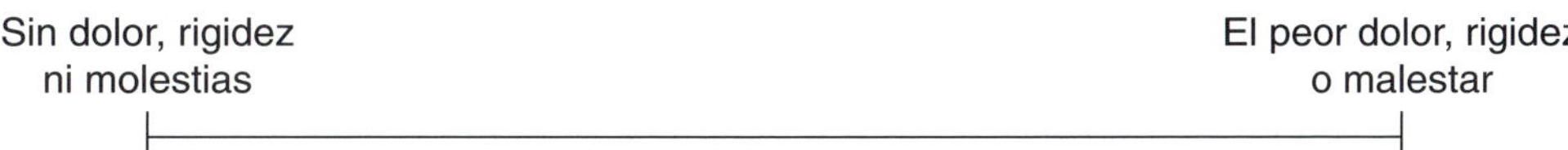

Figura 9.4 Escala analógica visual.
De J. Johnson, 2009, *Liberación de tejidos blandos* (Champaign, IL: Human Kinetics).

Amplitud de movimiento y otras pruebas especiales

Si se utiliza la LTB para aumentar la amplitud de movimiento, tal vez sea de utilidad completar una planilla que destaque la amplitud de movimiento de las articulaciones relacionadas con la región y con los músculos que se están tratando. Por ejemplo, si un paciente recibe tratamiento porque tiene tensión o dolor en los hombros, conocer el valor de la amplitud de movimiento de la articulación glenohumeral puede ser conveniente para evaluar limitaciones y también la eficacia del tratamiento. Otras pruebas especiales son la de la elevación del miembro inferior extendido (para evaluar la longitud de los músculos isquiocrurales), la prueba de Thomas (para evaluar la longitud de los músculos flexores de la cadera), la prueba de Ober (para evaluar la tensión de la cintilla iliotibial) y las pruebas destinadas a realizar un diagnóstico diferencial entre la tensión del sóleo y la tensión del gastrocnemio.

Programa de tratamiento

Una vez reunida toda la información, el terapeuta querrá preparar un programa de tratamiento. Para ello, puede usar un formulario como el de la figura 9.5. A continuación se presenta una explicación de los diversos campos del formulario.

- *Información subjetiva*: Esta sección documenta cómo se siente el paciente y qué le refiere al terapeuta antes de éste; también documenta que el paciente consiente realizar el tratamiento.

- *Información objetiva*: Son las observaciones del terapeuta. Éstas incluyen las que están asentadas en el mapa anatómico y también la información obtenida en la evaluación postural, la amplitud de movimiento articular, las pruebas especiales y cualquier cosa que el terapeuta pudiera descubrir a través de la palpación.

- *Tratamiento*: Incluye la enumeración de lo que el terapeuta hizo y de cómo lo hizo.

- *Evaluación del tratamiento*: Esta sección describe una evaluación del tratamiento llevada a cabo por el terapeuta. Aquí se asientan planes para reevaluar al paciente, si fuera necesario, para constatar que se hayan alcanzado las metas del tratamiento.

- *Plan terapéutico*: En esta sección, el terapeuta puede responder preguntas tales como: ¿Qué piensa hacer en la próxima sesión del tratamiento, y cuándo va a ser? ¿Hay algún consejo para después del tratamiento que es necesario darle a la paciente?

Estudios de casos

A continuación se presenta la evaluación de dos pacientes diferentes: "A" y "B". Ver los casos y, a continuación, referirse a sus correspondientes planes de tratamiento. ¿Advierte el lector cómo la evaluación influyó en el tipo de LTB que se le realizó a cada paciente?

"A"

"A" se presentó con dolor, rigidez y disminución de la amplitud de movimiento de la rodilla dos semanas después de recibir el alta hospitalaria por un reemplazo total de rodilla. Sus formularios de ingreso se muestran en las figuras 9.6 a 9.9, en las páginas 149 a 152.

PROGRAMA DE TRATAMIENTO

Nombre del paciente: Fecha: /   /

Motivo de consulta:

Notas especiales

Propósito del tratamiento:

Información subjetiva:

Información objetiva:

Tratamiento:

Evaluación del tratamiento:

Plan terapéutico:

Firma del paciente: ————————————————————

Figura 9.5   Puede usarse un formulario como éste para diseñar un programa de tratamiento.

De J. Johnson, 2009, *Liberación de tejidos blandos* (Champaign, IL: Human Kinetics).

INFORMACIÓN DE "A" A continuación se presenta un resumen de los formularios de ingreso de "A":

- *Preguntas iniciales* (véase la figura 9.6, pág. 149): A partir de estas preguntas iniciales, se obtuvo información esencial que ayudó a determinar el programa de tratamiento. Por ejemplo, era obvio que el problema afectaba las actividades cotidianas de esta mujer: tenía dificultades para bajar las escaleras y no podía pasear al perro, a pesar de lo cual, tal vez no haya querido realizar los ejercicios fisioterapéuticos porque le agravaban el dolor. Sin embargo, sabemos que está decidida a mejorar: se masajea la rodilla y hace algunos de los ejercicios para aumentar la movilidad. Podría inferirse que busca alguna ayuda para aumentar la flexibilidad de la rodilla, tal vez de alguna manera menos dolorosa que mediante los ejercicios que le prescribieron. Sabemos que le gusta caminar y que está acostumbrada a ejercitarse habitualmente con el perro, lo cual tal vez constituya una importante motivación. El hecho de haber sido sometida anteriormente a un reemplazo total en la otra rodilla indica que el proceso de rehabilitación para esta situación específica le resulta familiar, aunque quizá se sienta frustrada debido a que la recuperación no es tan rápida como la otra vez.

- *Historia clínica* (véase la figura 9.7, pág. 150): El hallazgo principal es que la mujer es una hipertensa no medicada, lo cual es significativo porque, después de semejante cirugía, con frecuencia hay un período de recuperación en el que la paciente es menos activa que lo habitual y puede engordar; a menudo esto se presenta en personas que solían ser activas, como en este caso. El aumento de peso puede aumentar la tensión arterial. Por lo tanto, es muy importante que esta paciente recupere la movilidad lo antes posible sin demasiado esfuerzo (el ejercicio también aumenta la tensión arterial). Aunque esta mujer no refiere haberse sentido estresada, deja entrever cierta ansiedad debido al hecho de que el proceso previo de recuperación parece haber sido más rápido. El estrés también puede aumentar la tensión arterial debido a que la tensión muscular restringe el flujo capilar. Lo bueno es que, según se cree, los masajes disminuyen la tensión arterial, de modo que tal vez sea conveniente asociar la LTB con masajes.

- También es significativo el hecho de que esta paciente haya tenido un reemplazo total de rodilla exitoso hace dos años. Esto indica que conoce el proceso de rehabilitación y puede entender la importancia de realizar los ejercicios fisioterapéuticos (a pesar de que no le gusten). Si bien los masoterapeutas en general no prescriben ejercicios, a veces pueden desempeñar un importante papel al alentar al paciente que trata a seguir el programa de ejercicios indicado por el fisioterapeuta o por el entrenador pertinente. Sabiendo que la paciente ha sido tratada por otro profesional (un fisioterapeuta), es importante contar con su aprobación para aplicar masajes y la LTB. En algunos casos, cuando se está aplicando otro tratamiento, el estiramiento podría ser contraproducente, de modo que siempre es mejor contar con la aprobación y el consejo si es necesario antes de comenzar con un tratamiento. Como el lector sabe, también es una cortesía profesional.

- La medicación actual incluye analgésicos para el dolor de la rodilla. Esto es importante porque el terapeuta debe saber que la paciente siente la profundidad de la presión de sus fijaciones, aun cuando éstas sean suaves, y cualquier tipo de masajes está contraindicado para las pacientes que toman calmantes de cualquier clase. Esto también significa que el terapeuta debe advertir a la paciente que no tome calmantes antes del tratamiento, lo cual le da a esta última la oportunidad de rehusarse a recibirlo si siente la necesidad de tomarlos. No hubo ningún otro dato significativo, y no había contraindicaciones para los masajes.

- *Mapa anatómico* (véase la figura 9.8, pág. 151). Hay una cicatriz longitudinal anterior en cada rodilla. Con el mapa y la historia clínica es fácil darse cuenta de que la rodilla es la región donde está el problema principal (aunque no necesariamente la región que necesita tratamiento), y que las cicatrices representan intervenciones quirúrgicas previas. La rodilla derecha está visiblemente inflamada. Junto con el dolor, este factor probablemente limite la flexibilidad.

- *Escala analógica visual* (véase la figura 9.8, pág. 151). El problema principal de esta mujer es el dolor; marcó un punto correspondiente al nivel 7 en una escala de dolor que va de 0 a 10, donde 10 es el dolor más intenso. Es un puntaje que representa mucho dolor. Indica que se requiere un trato cuidadoso, porque aunque no sabemos cuál es el umbral de dolor de la rodilla (es decir, con cuánta rapidez aparece el dolor), sabemos que se agrava por llevar peso, de modo que ayudar a la señora a subirse y a bajarse de la camilla, y no movilizarla demasiado puede ser importante.

- *Evaluación postural:* La mujer parece estar excedida de peso. Las cicatrices revelan que ha sido sometida a operaciones de la rodilla. Hay una cicatriz longitudinal anterior en cada una de ellas. La tumefacción de las caras anterior, posterior y lateral de la rodilla derecha indica que el proceso inflamatorio está activo y que éste probablemente limite el tratamiento.

- *Amplitud de movimiento y otras pruebas especiales:* La flexión activa y pasiva de la rodilla se evaluó con la paciente sentada, acostada boca arriba y boca abajo. Todas las pruebas fueron molestas; la de la flexión –tanto activa como pasiva– fue la peor. La mujer prefirió que se le realizara la prueba de amplitud de movimiento boca abajo, a pesar de la cicatriz de la cara anterior de la rodilla. Éste fue un hallazgo interesante y valioso porque indicaba que se podría aplicar la LTB a los músculos isquiocrurales acostada boca abajo.

- *Palpación:* La mujer sentía un dolor leve cerca de la cicatriz de la rodilla pero ningún otro dolor a la palpación en los tejidos periféricos.

PROGRAMA DE TRATAMIENTO DEL PACIENTE "A" En la figura 9.9 de la página 152 puede verse el programa de tratamiento diseñado para "A". El principal objetivo era ayudar a esta paciente a incrementar la flexo-extensión de la rodilla derecha. Debe observarse que aunque podría haberse aplicado la LTB al cuádriceps femoral, esto no era aconsejable debido al reciente antecedente quirúrgico. Por lo tanto, la LTB se aplicó sólo a los músculos isquiocrurales con lo cual se incrementó la extensión de la articulación de la rodilla. Como parte del tratamiento, el terapeuta aumentó suavemente el punto hasta el cual se flexionaba la rodilla, distrayendo a la paciente que recibía el tratamiento con sacudidas suaves del miembro inferior. El efecto general fue un incremento de 5 grados de la flexión de la rodilla en posición acostada boca abajo y la reducción de la sensación de molestia en la parte posterior de la rodilla cuando la mujer se sentaba con los miembros inferiores extendidos, con la rodilla en extensión.

La mujer recibió el tratamiento todos los días durante cinco días, y después una vez por semana durante tres semanas. No es habitual que las pacientes concurran a una sesión terapéutica diaria. Sin embargo, esta paciente tenía un interés especial en cumplir rápidamente con las etapas del tratamiento; dado que éste era suave, no era prolongado y tenía como resultado un aumento en la amplitud de movimiento, aunque pequeño, las sesiones periódicas parecieron ser lo apropiado. Después de cinco sesiones, se le recomendó a la mujer que se abstuviera de recibir tratamiento, que continuara aplicándose masajes y realizando ejercicios fisioterapéuticos por sí misma y que se aplicara frío en la rodilla en caso de ser necesario.

"B"

El paciente "B" era un corredor que consulta para ser tratado porque sentía cada vez más tensión en los músculos isquiocrurales y en las pantorrillas. Ahora que el lector vio un ejemplo de los distintos aspectos de la consulta, debe comparar el ejemplo de "A" con la información de este segundo caso. Se ofrece el programa de tratamiento (figura 9.10, pág. 153) y los resúmenes de los hallazgos surgidos a partir de las preguntas iniciales, del interrogatorio médico y de la evaluación médica. ¿Advierte el lector cómo las evaluaciones ayudan a determinar no sólo si aplicar la LTB, sino además cuál de los tipos de esta técnica podría implementarse y con cuánta frecuencia?

INFORMACIÓN DE "B" A continuación se presenta un resumen de los formularios de ingreso de "B":

- *Preguntas iniciales:* Hacía cuatro semanas que este paciente había empezado a correr y había experimentado cada vez más tensión en los músculos isquiocrurales y en las pantorrillas. La sensación de rigidez se instaló gradualmente, como podría haber sido de esperar, y comenzó a empeorar. Se agrava al correr y al estar sentado durante períodos prolongados y, aunque al principio se aliviaba con baños calientes, ahora parece ser constante. Es importante el hecho de que el paciente no refiera ningún dolor. Tal vez haya tenido un tirón en los músculos isquiocrurales durante un partido de fútbol hace dos años, pero no puede recordar con exactitud cuándo pasó esto. Probó algunos estiramientos que encontró en un libro pero le causaron dolor de espalda. Éste parece un caso sencillo, es probable que haya que localizar el tratamiento en los miembros inferiores. Tal vez se justifique darle un vistazo a la clase de estiramientos que este paciente ha estado haciendo.

- *Historia clínica:* "B" sufre dolores de cabeza tensionales (posiblemente relacionados con el uso del ordenador durante períodos prolongados), pero no había ningún otro antecedente significativo ni contraindicaciones para los masajes. La tensión del cuello y de los hombros se puede tratar con la LTB; estos antecedentes se asentaron como referencia futura pero no son parte de los objetivos de este primer tratamiento.

- *Mapa anatómico:* Se sombreó en este mapa la parte posterior de ambos miembros inferiores, indicando claramente dónde se presentaba el problema principal. El hecho de que el paciente sufriera dolores de cabeza tensionales podría haberse asentado en este mapa como problema secundario.

- *Escalas analógicas visuales:* Con este paciente se usaron cuatro escalas analógicas visuales para representar cada uno de los músculos de los miembros inferiores en los que sentía rigidez (los músculos isquiocrurales y las pantorrillas de ambas piernas). Es interesante el hecho de que refiriera una mayor sensación de rigidez en los músculos isquiocrurales izquierdos (5 en la escala), posiblemente donde había sufrido una lesión, y en la pantorrilla derecha (6 en la escala), tal vez debido a que este paciente carga más peso del lado derecho para compensar la disminución de la función de los músculos isquiocrurales izquierdos. El puntaje en la EAV fue de 4 para los músculos isquiocrurales derechos y de 4 para la pantorrilla izquierda. También se observó que la sensación de rigidez se extendía al tendón calcáneo en ambos miembros inferiores.

- *Evaluación postural:* Esta evaluación reveló que, al estar de pie, "B" se mostraba algo inclinado, tal vez con un grado leve de flexión de ambas rodillas. La evaluación fue difícil porque el paciente refería sentirse "incómodo" si al estar de pie adoptaba una postura erguida; estar de pie con los miembros inferiores extendidos parecía agravarle la tensión en los músculos isquiocrurales.

- Dado que este paciente refirió pasar todo el día sentado en el trabajo, se lo evaluó en esta posición. Se advirtió que le gustaba sentarse con las rodillas flexionadas y con los tobillos enganchados en la base de la silla, postura que describió como "muy cómoda".

- *Amplitud de movimientos y otras pruebas especiales:* Para evaluar la longitud de los músculos isquiocrurales se usó la prueba de la elevación del miembro inferior extendido. Se verificó una elevación de 70 grados del miembro inferior izquierdo y de 65 grados del miembro inferior derecho; el paciente refirió un aumento de la tensión casi inmediato en ambos miembros inferiores durante la realización de la prueba. Esto era de esperar, dado que este paciente permanece sentado en el trabajo con las rodillas flexionadas durante aproximadamente seis horas por día.

- Se llevó a cabo una prueba de diagnóstico diferencial con el paciente de pie para evaluar el gastrocnemio y el sóleo. Se verificó una disminución de la flexión dorsal del tobillo en ambos lados y un acortamiento del sóleo derecho.

- *Palpación:* Esta evaluación se realizó sin aceite. Se verificó un aumento de la tensión en los músculos isquiocrurales y en las pantorrillas de ambos lados. Se encontró una masa palpable de lo que podría ser tejido cicatrizal en el vientre muscular del bíceps femoral izquierdo, lo cual se condice con los antecedentes de una posible lesión referidos por el paciente.

PROGRAMA DE TRATAMIENTO DEL PACIENTE "B" En base a la información suministrada, se diseñó un programa de tratamiento para "B" (véase la figura 9.10, pág. 153). Su objetivo principal era disminuir las sensaciones de tensión de los músculos isquiotibiales y las pantorrillas. Aunque para evaluar la longitud de los músculos isquiocrurales se usó la prueba de la elevación del miembro inferior extendido, y ésta mejoró en forma desproporcionada después de implementar el tratamiento en forma bilateral, el aumento de la longitud de los músculos isquiocrurales no era el objetivo principal del tratamiento. Para ayudar al paciente a referir su sensación de rigidez muscular se usó la escala analógica visual: su objetivo principal no era tener músculos isquiocrurales más largos sino sentir una menor rigidez: tenía miedo de que la rigidez pudiera impedirle continuar con su nuevo programa aeróbico.

Éste es un buen ejemplo de cómo la LTB puede aplicarse eficazmente en forma conjunta con una sesión masoterapéutica semanal. En este caso, era importante explicarle a la persona la importancia de evitar la LTB activa antes de correr, dado que ésta podría disminuirle la potencia muscular. También era importante que fuera cauteloso a la hora de aplicarse una LTB activa demasiado intensa inmediatamente después de correr: podría haber microdesgarros musculares inicialmente enmascarados que podrían empeorar con la presión profunda que ejerce una pelota de tenis. Como alternativa a la LTB posterior a la actividad física se aplicaron estiramientos activos en los músculos isquiocrurales y en las pantorrillas.

Después el paciente concurrió una vez por semana durante cuatro semanas, y se aplicaron tratamientos similares. La sensación de rigidez disminuyó en ambos miembros inferiores. Se alentó la realización de estiramientos posteriores a la actividad física, y se le indicó que buscara recomendaciones con respecto a la postura sentada que debía adoptar en el trabajo. Aunque los hallazgos de la prueba de la elevación del miembro inferior extendido no se modificaron demasiado, hubo un marcado aumento de la flexión dorsal del tobillo, lo cual indicó un crecimiento de la flexibilidad en los tejidos de la pantorrilla.

Conclusiones

Ahora el lector tendrá una mejor idea de la importancia que tienen las preguntas iniciales, y se habrá dado cuenta de cómo se pueden realizar diversas evaluaciones como ayuda para informar los tratamientos que aplica. Los dos estudios de casos son ilustrativos de dos situaciones muy diferentes en las cuales la LTB podría ser de utilidad. ¿Se le ocurre al terapeuta para cuáles de los pacientes podría ser apropiada la LTB? Es de esperar que este capítulo le haya dado al lector una idea sobre las diversas evaluaciones que puede realizar y lo haya inspirado para probar algunas de ellas.

Preguntas

1. Al formular la primera pregunta, ¿qué podría preguntarse en lugar de *Dónde le duele*?

2. Si un paciente requiere tratamiento para más de una parte de su cuerpo, ¿cómo podría el terapeuta indicar rápidamente en sus registros cuál es el área principal de tratamiento?

3. ¿Qué significa EAV?

4. En el programa de tratamiento, ¿qué muestra la información subjetiva?

5. En el programa de tratamiento, ¿qué muestra la información objetiva?

PREGUNTAS INICIALES

Nombre del paciente: "A"	Fecha:

1. ¿Cómo puedo ayudarlo?
Quiero calmar el dolor. Espero que la masoterapia me ayude.

2. ¿Dónde está el problema que me refirió?
El dolor es en la rodilla derecha.

3. ¿Cuándo comenzó?
Después de un reemplazo total de rodilla.

4. ¿Cuál fue la causa?
Como le expliqué.

5. ¿Está mejor, peor o igual?
Mejora… lentamente.

6. ¿Empeora con algo?
¡Con los ejercicios de la fisioterapia para aumentar la flexo-extensión!

7. ¿Mejora con algo?
¡Con no hacer los ejercicios de la fisioterapia! Para controlar el dolor por sí misma, la mujer toma analgésicos; se hace masajes en toda la rodilla evitando la cicatriz de la cara anterior; moviliza la rodilla dentro del rango en el que no siente dolor.

8. ¿Ha recibido algún tratamiento para este problema? ¿Fue beneficioso?
No. Sin embargo, me hicieron un reemplazo total en la rodilla izquierda hace dos años y la recuperación fue más rápida.

9. ¿Alguna vez ha sufrido este trastorno?
No corresponde.

10. ¿Ha sufrido alguna lesión en la misma área?
Artrosis grave; de ahí el reemplazo total de rodilla.

11. ¿Qué siente?
Dolor (nivel 7 en la EAV) a la movilización activa y pasiva de la rodilla, especialmente durante la flexión; rigidez.

12. ¿Cómo afecta este trastorno su trabajo y su tiempo libre?
No puedo pasear al perro. Tengo dificultades para realizar todas mis actividades cotidianas como caminar y subir y bajar las escaleras.

13. ¿Cree que hay algo más que yo tenga que saber?
La mujer refiere un dolor "como una quemadura" al intentar hacer los ejercicios fisioterapéuticos; esto se transforma en "dolorimiento" después de los ejercicios y puede durar varias horas.

Figura 9.6 Respuestas iniciales de "A".

HISTORIA CLÍNICA

Nombre: "A"	Teléfono (domicilio):	Teléfono (trabajo):
Domicilio:	Teléfono móvil:	Fecha de nacimiento: Mayo de 1936

Nombre/teléfono del médico:

Domicilio:

Ocupación: Cocinera jubilada	Peso: 70 kg.	Altura: 1,68 m
Medicación actual: Analgésicos para el dolor posoperatorio	¿Derivado? No	
Cirugías o enfermedades recientes: Reemplazo total de rodilla derecha	Embarazo:	
Problemas circulatorios (corazón, edema pulmonar, hipertensión o hipotensión arterial, mala circulación):	Hipertensión arterial no medicada	
Sistema respiratorio (asma, bronquitis, fiebre del heno):	No	
Trastornos dermatológicos (dermatitis, eccema, sensibilidad, infecciones micóticas):	No	
Trastornos musculares o esqueléticos (fibromialgia, antecedentes de fracturas):	Rigidez y tumefacción de la rodilla derecha consecutiva a una operación reciente que disminuye la amplitud de movimiento	
Problemas neurológicos (trastornos del nervio ciático, epilepsia, migraña):	No	
Problemas urológicos (cistitis, ampollas, problemas renales):	No	
Sistema inmunológico (propensión a los resfríos, inmunodeficiencia):	No	
Problemas ginecológicos (tensión premenstrual, menopausia, tratamiento de reemplazo hormonal, períodos irregulares):	No	
Problemas hormonales (diabetes):	No	
Problemas digestivos (indigestión, estreñimiento, enfermedad intestinal inflamatoria):	No	
Problemas psicológicos o relacionados con el estrés (depresión, ansiedad, ataques de pánico, inestabilidad emocional):	No	

EXENCIÓN DE RESPONSABILIDAD: Confirmo a mi mejor saber y entender que no he ocultado ninguna información relevante para mi tratamiento y que entiendo y acepto toda la responsabilidad por el tratamiento que me es dado. Además, que he proporcionado la información correcta como se la detalla en este formulario, y que, en el supuesto caso de que estas circunstancias cambiaran, se lo informaré al terapeuta.

Firma del paciente: ⎯⎯⎯⎯⎯⎯⎯⎯⎯⎯⎯⎯⎯⎯

Firma del terapeuta: ⎯⎯⎯⎯⎯⎯⎯⎯⎯⎯⎯⎯⎯ Fecha: ⎯⎯⎯⎯⎯

Figura 9.7 Historia clínica de "A".

EVALUACIÓN DE "A"

Escala analógica visual

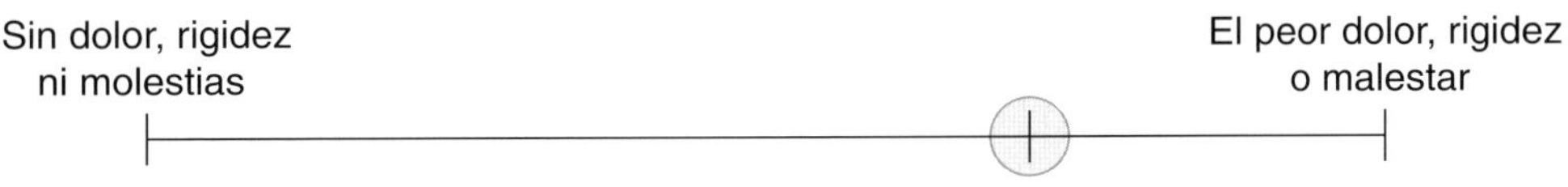

Mapa anatómico

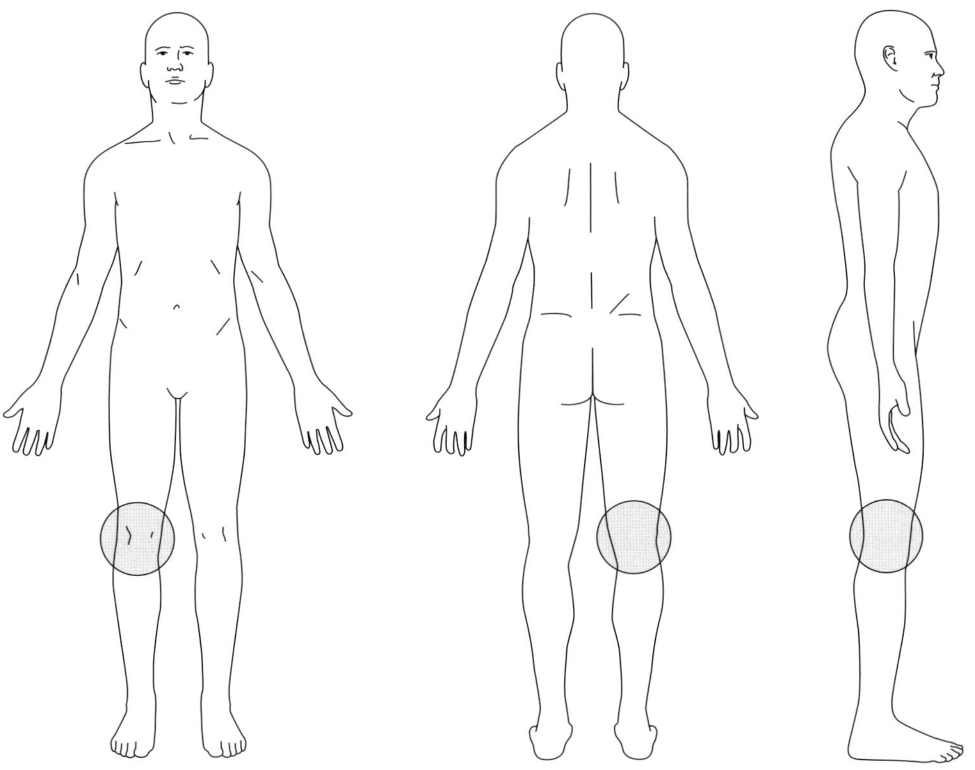

Figura 9.8 Escala analógica visual y mapa anatómico de "A".

PROGRAMA DE TRATAMIENTO

Nombre: "A"   Fecha: /   /

Motivo de consulta: Dolor y rigidez de la rodilla derecha consecutivo a reemplazo total de rodilla.

Notas especiales: Consentimiento del fisioterapeuta para implementar el tratamiento; empeoramiento del dolor después del tratamiento fisioterapéutico destinado a aumentar la amplitud de movimiento de la rodilla.

Propósito del tratamiento: Ayudar al paciente a lograr la flexo-extensión de la rodilla como recomienda el fisioterapeuta, comenzando por la flexión.

Información subjetiva:

El paciente está bien y acepta el plan terapéutico.

Actualmente no tiene dolor en la rodilla.

EAV para el dolor previo (véase consulta).

Información objetiva:

Tumefacción de la rodilla derecha.

Cicatriz longitudinal anterior en ambas rodillas.

Flexo-extensión activa y pasiva limitada cuando se lo evalúa sentado, acostado boca arriba y boca abajo; refiere un dolor localizado que es mayor durante la flexión de la rodilla.

El paciente tiene dificultad para subirse a la camilla y para bajarse de ella.

Boca abajo, limitación de la flexión de la rodilla a 80 grados (por dolor).

Tratamiento:

Flexión y extensión pasivas suaves de la articulación de la rodilla en posición boca abajo.

Aplicación de la liberación de tejidos blandos pasiva a los músculos isquiocrurales izquierdos, a través de la ropa, acostado boca abajo, para mostrar la técnica. Aproximadamente 2 minutos.

Aplicación de la liberación de tejidos blandos pasiva a los músculos isquiocrurales derechos acostado boca abajo. Aproximadamente 4 minutos (al principio causaba molestias sobre la cara anterior de la rodilla, de modo que se continuó con un cabezal bajo ésta, justo por encima de la cicatriz).

Repetición de la técnica durante 4 minutos más mientras se sacude suavemente el miembro inferior durante la extensión de la rodilla. Cada vez se logró un grado más de flexión pasiva de ésta.

Se le aconsejó al paciente que descansara con los miembros inferiores elevados para aumentar el drenaje linfático y así ayudar a disminuir la tumefacción.

Evaluación del tratamiento:

La demostración en el miembro inferior izquierdo me ayudó a ganar confianza.

Fue bueno usar un cabezal para impedir que la rodilla rozara la camilla.

El paciente disfrutó mucho que le sacudiera suavemente el miembro inferior durante la aplicación del tratamiento.

La flexión de la rodilla aumentó 5 grados gracias a la flexión pasiva.

El paciente refirió estar "sorprendido" por el aumento de la flexión. Boca arriba, refirió que la extensión de la rodilla en reposo era "más confortable".

Plan terapéutico:

10 minutos diarios de una LTB como la descrita. El paciente debe descansar en la posición que se indica.

Debe continuar con los ejercicios fisioterapéuticos diarios.

Tratar de implementar una técnica miotonificadora en el cuádriceps femoral con el paciente sentado, juntamente con la LTB.

Firma del paciente: ____

Figura 9.9 Programa de tratamiento de "A", que incorpora información subjetiva y objetiva así como información relacionada con el tratamiento, la evaluación de éste y el plan terapéutico.

PROGRAMA DE TRATAMIENTO

Nombre: "B"   Fecha: /   /

Motivo de consulta: Tensión en las pantorrillas y los músculos isquiocrurales.

Notas especiales: El paciente quería continuar con su programa aeróbico (correr) 4 veces por semana.

Propósito del tratamiento: Disminuir la sensación de rigidez en los músculos isquiocrurales y las pantorrillas.

Información subjetiva:

El paciente está bien y acepta el plan terapéutico.

Información objetiva:

Disminución bilateral de la elevación pasiva del miembro inferior extendido (Izquierdo: 70 grados. Derecho: 65 grados).

Disminución bilateral de la flexión dorsal del tobillo.

EAV para rigidez (véase consulta).

Masa pequeña, palpable e indolora en el bíceps femoral izquierdo.

Tratamiento

Masajes básicos de calentamiento en la parte posterior de ambos miembros inferiores antes de aplicar la LTB durante aproximadamente 5 minutos de cada lado.

Acostado boca abajo, con los pies fuera de la camilla, 5 minutos de LTB activa asistida en los músculos isquiocrurales y 5 minutos de LTB activa-asistida en la pantorrilla, en forma bilateral, a través de una toalla. Después, masajes intensos en la parte posterior de los miembros inferiores (2 minutos); a continuación repetir la LTB a través de una toalla durante 3 minutos en los músculos isquiocrurales y durante tres minutos en la pantorrilla, en forma bilateral. Repetir los masajes durante 2 minutos en cada lado.

En posición acostado boca arriba, masajes en los cuádriceps y tibiales anteriores en forma bilateral, durante aproximadamente 10 minutos en cada lado.

LTB activa para los músculos isquiocrurales y los músculos de las pantorrillas; demostración al paciente que va a realizar este tratamiento y provisión de una pelota de tenis dura para este fin. Explicar las precauciones con respecto a la LTB anterior y posterior a la realización de actividad física.

Demostración del estiramiento activo de los músculos isquiocrurales y de los músculos de la pantorrilla después de realizar actividad física.

Evaluación del tratamiento

Estiramiento del miembro inferior extendido después del tratamiento: Izquierdo: 75 grados; Derecho: 75 grados). Aumento de la flexión dorsal del tobillo cuando se la evalúa en forma activa.

El paciente percibe menos tensión en ambos miembros inferiores.

El tratamiento inicial general parece efectivo para disminuir la sensación de rigidez en los músculos isquiocrurales y en las pantorrillas.

Plan terapéutico

Masoterapia como la descrita una vez por semana.

El paciente debe practicar la LTB activa y los estiramientos recomendados.

El paciente debe considerar la posibilidad de recibir un tratamiento bilateral en todo el miembro inferior; por ej., masoterapia de mantenimiento/profiláctica, durante todo el programa aeróbico.

Firma del paciente: ____

Figura 9.10 Programa de tratamiento de "B", que incorpora información subjetiva y objetiva así como información relacionada con el tratamiento, la evaluación de éste y el plan terapéutico.

Capítulo 1

1. La LTB se centra en áreas específicas de tensión dentro de un músculo, mientras que el estiramiento general actúa sobre todo el músculo.

2. Se puede fijar un músculo mediante el antebrazo, el puño, el codo o un instrumento masoterapéutico.

3. Al aplicar una fijación, hay que empezar por el extremo proximal.

4. Es conveniente emplear la LTB con cautela antes de una práctica deportiva porque el estiramiento disminuye transitoriamente la potencia muscular.

5. Es posible aplicar la LTB después de una práctica deportiva, pero no debería hacérsela muy intensamente porque pueden producirse microtraumas cuya percepción puede enmascararse por un nivel aumentado de las endorfinas naturales.

Capítulo 2

1. Se puede usar la palma de la mano para fijar tejidos cuando se requiere una fijación suave, como al aplicar la LTB antes o después de una práctica deportiva.

2. La LTB no es adecuada para:

   - Las personas en quienes se contraindica la masoterapia general
   - Las personas que desarrollan hematomas con facilidad
   - Las personas con síndromes de hiperlaxitud

3. Los tres tipos de LTB son el pasivo, el activo asistido y el activo.

4. No se debe mantener una fijación al cabo de un estiramiento; una vez que los tejidos se han estirado, hay que retirar la fijación.

5. Para calcular la eficacia de la LTB se puede

   - Interrogar a la persona que se está tratando con respecto a su sensación de dolor antes y después del tratamiento;
   - usar una escala analógica visual; y
   - realizar pruebas de movilidad, como la de Lasègue o la de flexión de la rodilla en pronación.

Capítulo 3

1. Cuando un músculo está en posición neutra, las fibras no están ni demasiado acortadas ni estiradas.

2. En la LTB pasiva, el estiramiento lo lleva a cabo el terapeuta.

3. Sí, la fijación se mantiene mientras se estira el músculo.

4. Lo más probable es que el paciente sienta el estiramiento a medida que el terapeuta se acerque al extremo distal del músculo.

5. Es necesario ser cuidadoso al aplicar la LTB pasiva con aceite para masajes ya que trabajar a través de una toalla sobre la piel aceitada brinda una fijación extremadamente firme.

Capítulo 4

1. Tanto el terapeuta como el paciente colaboran entre sí para lograr las metas de la LTB activa-asistida: el terapeuta realiza la fijación mientras el paciente se mueve para producir el estiramiento.

2. La LTB activa asistida es de utilidad para tratar a personas a las que les resulta difícil relajarse durante el tratamiento y para aquellas a las que les gusta participar en su tratamiento.

3. La LTB es un valioso método de rehabilitación posterior a la inmovilización de una articulación debido a que aumenta la amplitud de movimiento y ayuda a fortalecer los músculos adyacentes.

4. La mayor diferencia que existe entre la LTB pasiva y la activa-asistida es que en la primera los músculos relajados se estiran, mientras que en la segunda el músculo que se estira a menudo se está contrayendo excéntricamente.

5. Algunas personas se confunden si el terapeuta alterna entre la LTB pasiva y la activa-asistida porque una requiere que se muevan y la otra no.

Capítulo 5

1. Para acortar el músculo sobre el que se quiere trabajar, se lo contrae en forma concéntrica.

2. Primero se contrae el músculo, después se fijan los tejidos blandos.

3. Se realiza la primera fijación lo más cerca posible del origen del músculo y se trabaja hacia el extremo distal.

4. En una persona que desarrolla hematomas con facilidad, es mejor evitar la LTB. Dado que es necesario aplicar fijaciones bastante fuertes, se podrían producir hematomas en forma no intencional.

5. Mientras se está aprendiendo la técnica, se debe aplicar la LTB durante sólo dos o tres minutos sobre la misma área.

Capítulo 6

1. En la LTB pasiva del romboides, la escápula debe protruir para que se produzca el estiramiento. Por lo tanto, el brazo debe estar fuera de la camilla al comienzo del tratamiento.

2. Para disipar la presión de cualquier fijación, hay que trabajar a través de una toallita doblada.

3. La LTB activa-asistida es un método seguro para estirar los tejidos del cuello porque la realiza el propio paciente; lo más probable es que ésta estire los tejidos sólo dentro del rango sin dolor.

4. Hay que tener en cuenta a la clavícula y al acromion y evitar ejercer presión sobre ellos al aplicar la LTB a las fibras de la porción descendente (parte superior) del trapecio.

5. Una vez que el terapeuta ha fijado los tejidos del erector de la columna mientras el paciente extiende el cuerpo, ésta se flexiona hacia delante y, así, se produce el estiramiento.

Capítulo 7

1. Al tratar los músculos isquiocrurales en forma pasiva, debe evitarse fijar el hueco poplíteo detrás de la rodilla.

2. Los flexores plantares del tobillo son músculos muy fuertes, de modo que se necesita más fuerza para flexionar el tobillo dorsalmente en forma pasiva y estirarlos. Si el terapeuta usa el propio muslo para hacerlo, la fuerza es mayor; además, esta maniobra es más segura para sus manos.

3. Nunca hay que pararse sobre la pelota al aplicar la LTB activa a la planta del propio pie porque podría ser peligroso. Siempre hay que aplicar la técnica mientras se está sentado.

4. Las personas con pie plano (es decir, aquellas cuyos tobillos están evertidos) con frecuencia sienten la LTB de los peroneos de forma más aguda que otras.

5. La LTB del ilíaco se aplica con el paciente de costado.

Capítulo 8

1. En el tríceps braquial la LTB se siente especialmente después de desarrollar actividades que suponen la extensión del codo, como jugar al tenis, levantar pesas por encima de los hombros y lustrar.

2. En el tríceps braquial la LTB pasiva se aplica con el paciente boca abajo y con el antebrazo fuera de la camilla.

3. Al aplicar la LTB activa a los extensores de la muñeca, empezar con la muñeca en extensión.

4. Al aplicar la LTB activa-asistida a los flexores de la muñeca, aplicar la fijación cerca del codo.

5. Actividades tales como la dactilografía, la conducción de vehículos y el golf requieren que la muñeca y los dedos estén en flexión; por lo tanto, para cualquier persona que se dedique a estas actividades, es probable que la LTB de los flexores sea beneficiosa.

Capítulo 9

1. Como alternativa a *¿Dónde le duele?* se puede preguntar *¿Qué siente?*

2. Ante un paciente que necesita recibir un tratamiento en más de una parte del cuerpo, una forma rápida de indicar cuál es la zona principal a tratar es marcando las áreas en un mapa anatómico: (1), (2), (3), etc., donde (1) es el área más importante o el área principal.

3. EAV significa escala analógica visual.

4. En el programa de tratamiento, la información subjetiva muestra lo que dijo el paciente y qué siente.

5. En el programa de tratamiento, la información objetiva registra las observaciones del terapeuta e incluye la información surgida del mapa anatómico, de la evaluación postural, de la prueba de amplitud de movimiento, de las pruebas especiales y cualquier cosa que el terapeuta descubra a través de la palpación.

Índice de fotografías

LTB pasiva

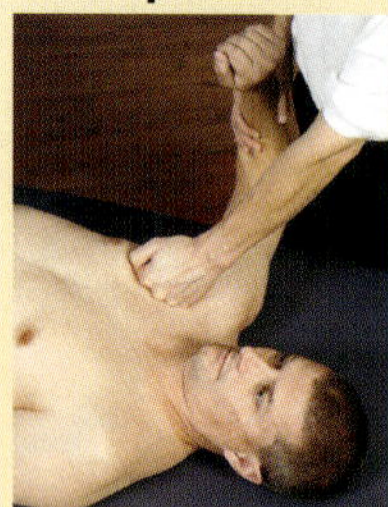

Pectorales
Pág. 69

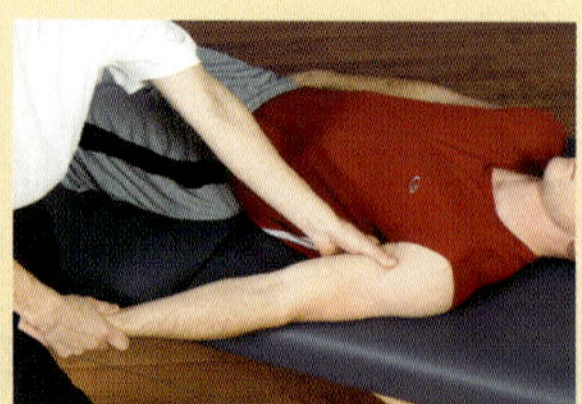

Bíceps braquial
Pág. 118

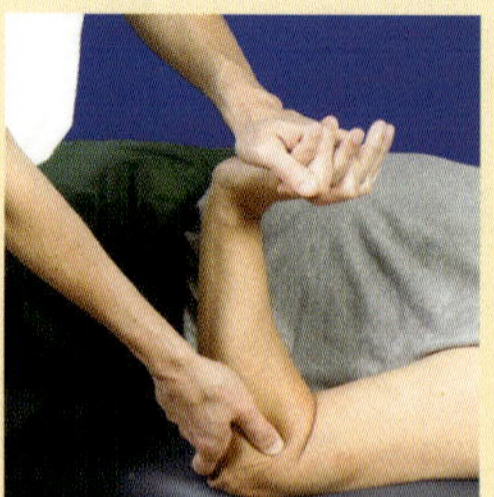

**Extensores
de la muñeca
y de los dedos**
Pág. 120

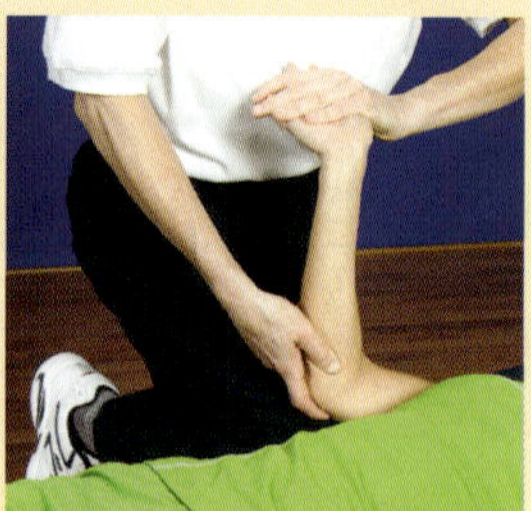

**Flexores
de la muñeca
y de los dedos**
Pág. 123

LTB activa-asistida

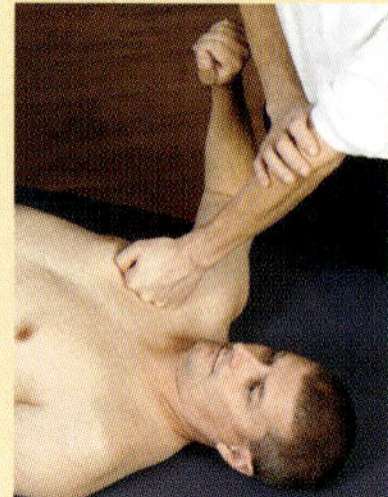

Pectorales
Pág. 71

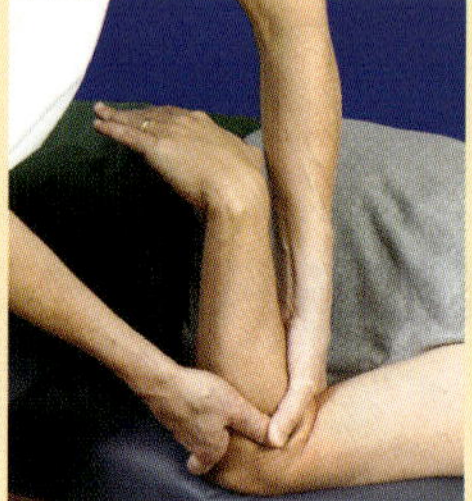

**Extensores
de la muñeca
y de los dedos**
Pág. 121

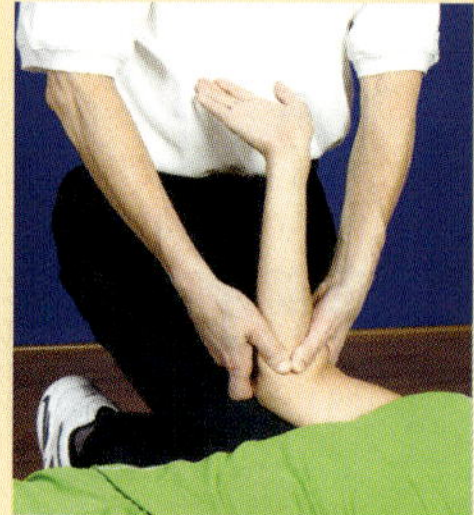

**Flexores
de la muñeca
y de los dedos**
Pág. 124

LTB activa

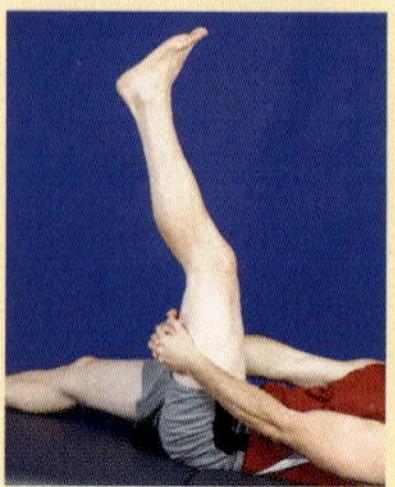

**Músculos
isquiocrurales**
Pág. 86

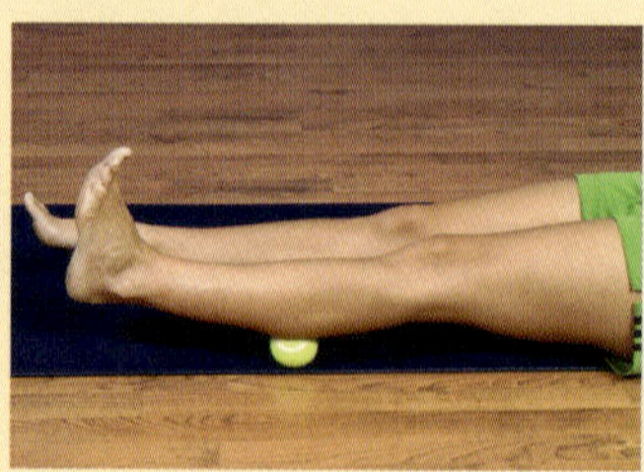

Pantorrilla
Pág. 95

LTB activa-asistida

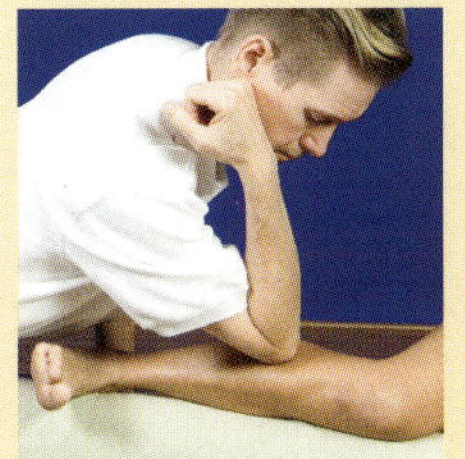 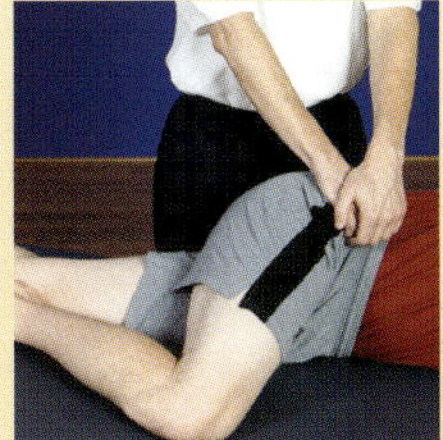 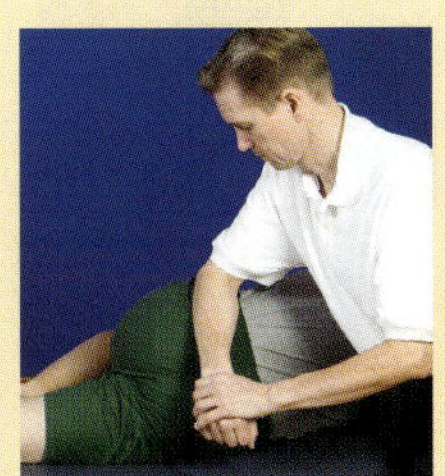 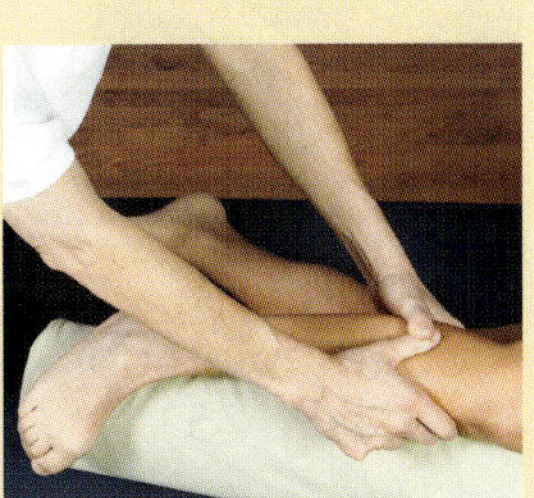

Tibial anterior
Pág. 104

Ilíaco
Pág. 110

Glúteos
Pág. 108

Peroneos
Pág. 106

LTB pasiva

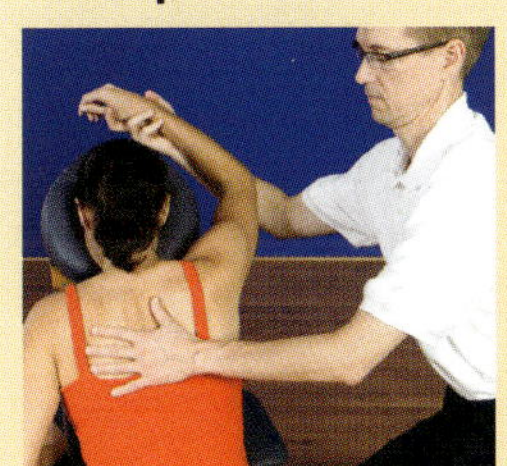

Romboides
Pág. 68

LTB activa-asistida

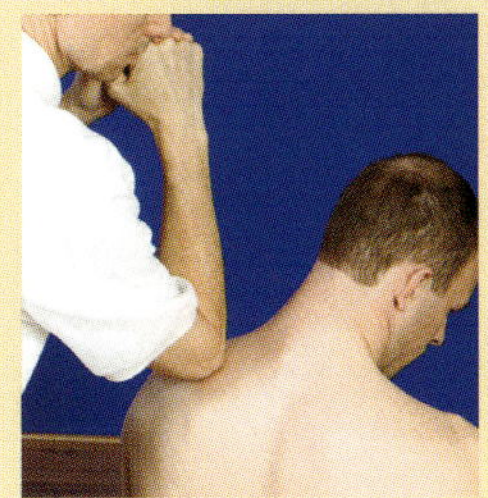 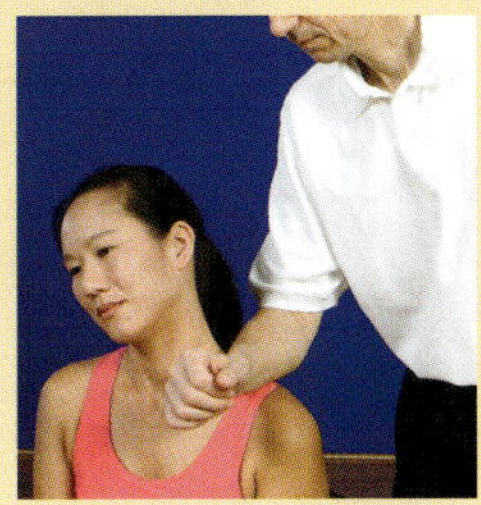 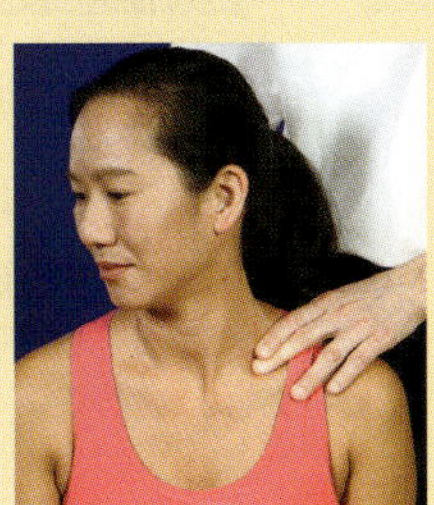

**Elevador
de la escápula**
Pág. 72

**Fibras
descendentes
(parte superior)
del trapecio**
Pág. 74

Escalenos
Pág. 76

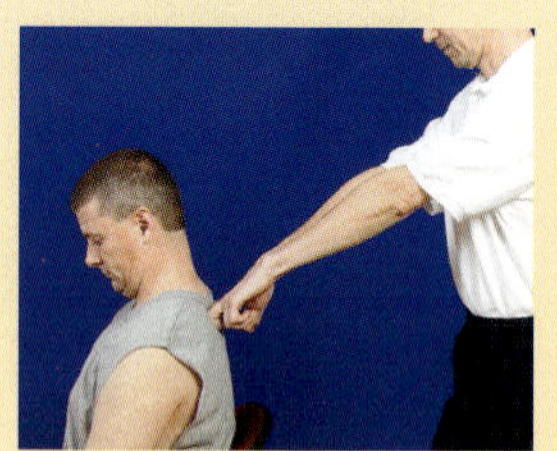

Erector
de la columna
Pág. 75

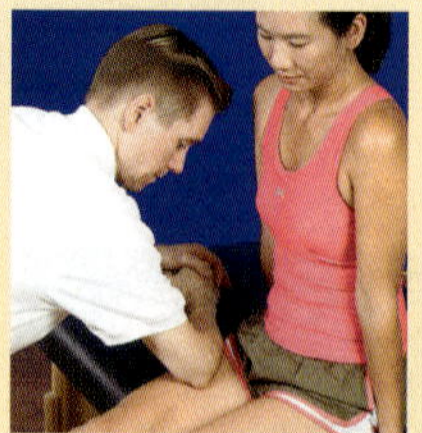

Cuádriceps
femoral
Pág. 100

LTB activa

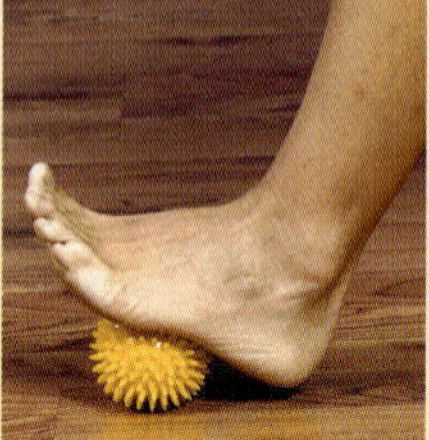

Pie
Pág. 98

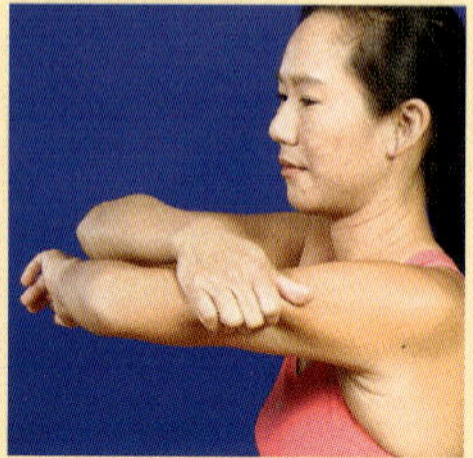

Bíceps braquial
Pág. 116

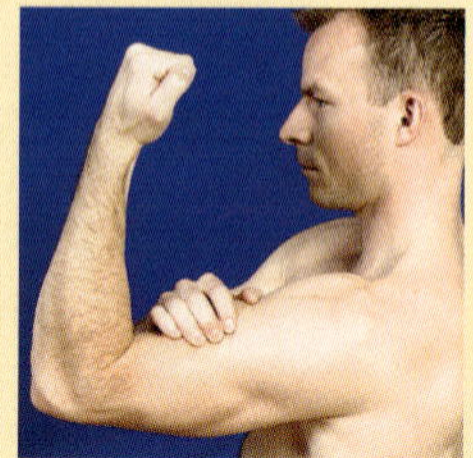

Bíceps braquial
Pág. 119

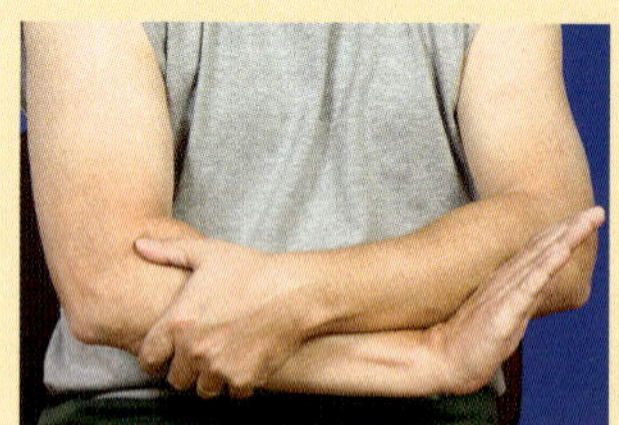

Extensores
de la muñeca
y de los dedos
Pág. 122

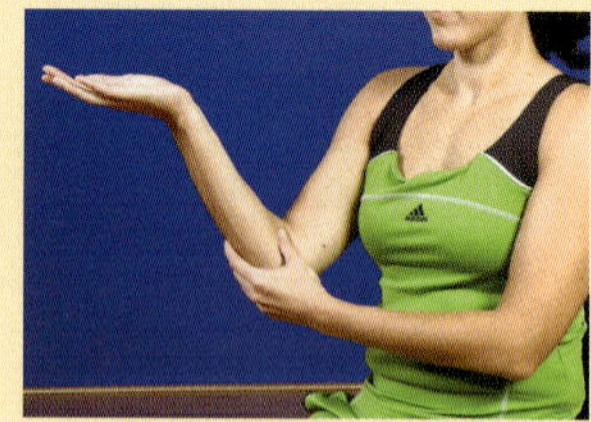

Flexores
de la muñeca
y de los dedos
Pág. 125

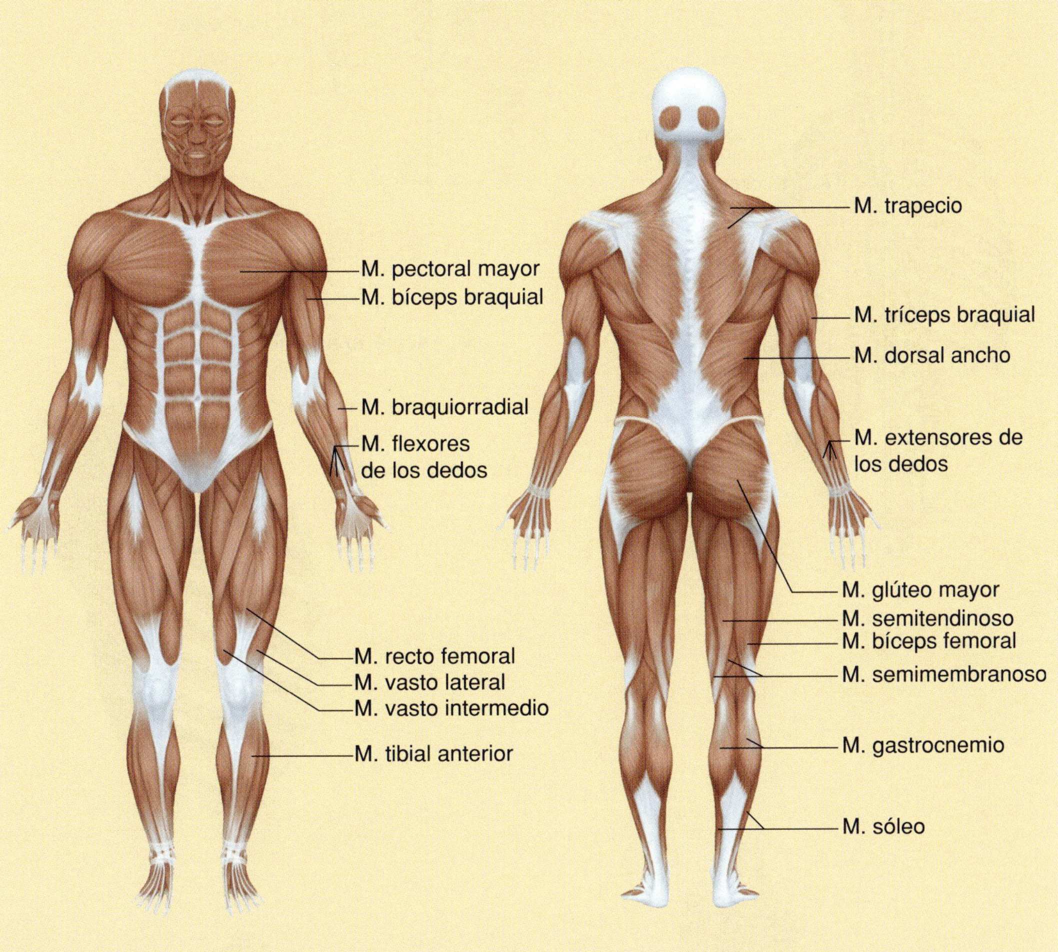

M. pectoral mayor
M. bíceps braquial
M. braquiorradial
M. flexores de los dedos
M. recto femoral
M. vasto lateral
M. vasto intermedio
M. tibial anterior
M. trapecio
M. tríceps braquial
M. dorsal ancho
M. extensores de los dedos
M. glúteo mayor
M. semitendinoso
M. bíceps femoral
M. semimembranoso
M. gastrocnemio
M. sóleo

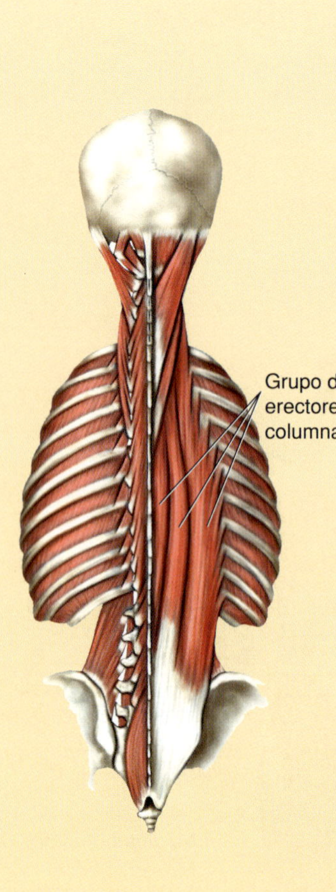

Grupo de los m. erectores de la columna

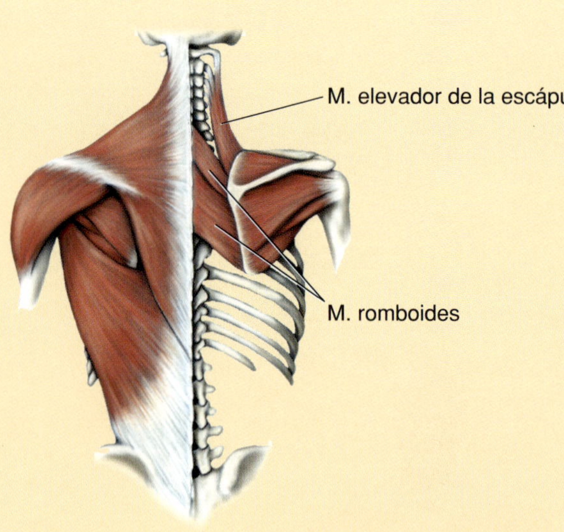

M. elevador de la escápula
M. romboides

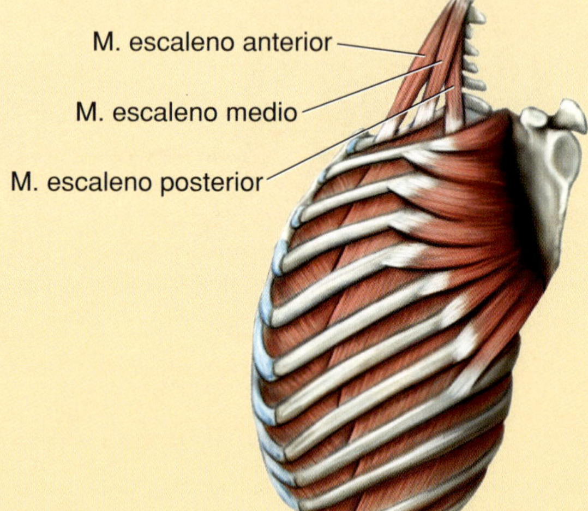

M. escaleno anterior
M. escaleno medio
M. escaleno posterior

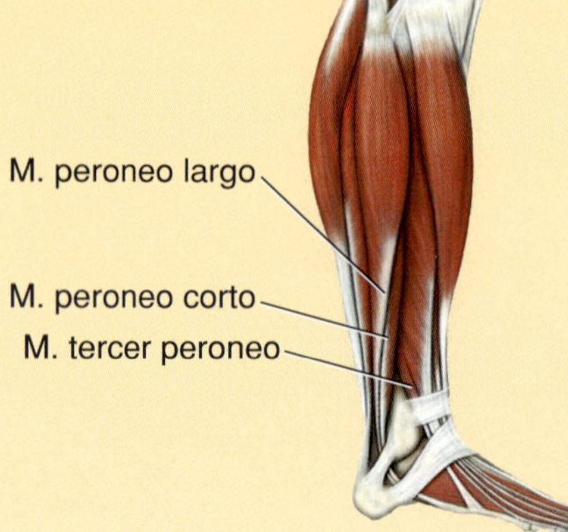

M. peroneo largo
M. peroneo corto
M. tercer peroneo

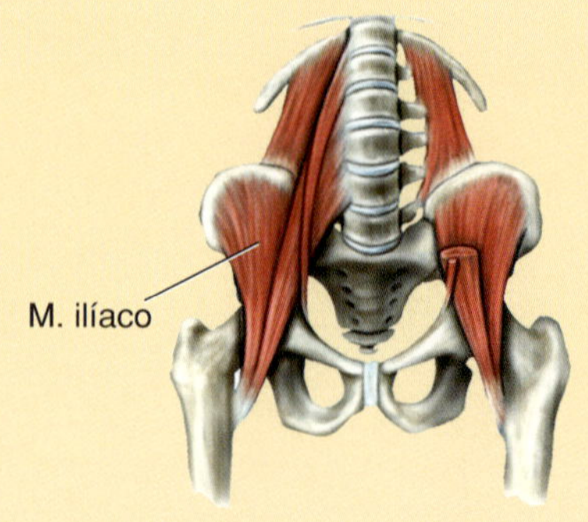

M. ilíaco